解決困難な
身体の不調に応える

ゴッドハンド

治療家15選

文芸社特別取材班

文芸社

※治療家の掲載順は院長名の50音順です。
※本書の情報は２０２４年10月時点のものです。

はじめに

"長引く腰痛、病院に行っても全然治らないけどどうしたらいいの？"
"最近落ち込んでいて生活するのもつらい。心療内科で薬をもらっても良くならない"
——そんな悩みを抱えた人って多いですよね。

いい加減、病院には愛想が尽きた時、神の手を持つ治療家の助けを借りてみようかと思うのではないでしょうか。本書を手に取ったあなたはきっとそう思っているはずです。

でも、ご存知ですか？ 全国に鍼灸院や整骨院は13万軒以上あるんですよ。コンビニエンスストアはもちろん、コンビニより多いといわれる歯科医院の2倍あるんです。

当然、あなたの最寄り駅の近くにも名だたる治療家はいるでしょう。しかし、広大な砂漠の中から一粒のダイヤモンドを探すようなもので、真に神の手を持つ治療家に出会えることはまさに奇跡のような確率で、非常に難しいのが現実です。

試しにネットで探してみても、良いことばかりが書いてありますから迷ってしまい、最初の一歩を踏み出せないまま時間ばかりが過ぎていきますよね。

ではここで一つ質問です。あなたはどんな治療家に助けて欲しいですか？

治療技術が優秀というのはもちろんですけれど、気になるのはやっぱり患者さんへの接し方じゃないでしょうか。人間性というと大げさですけれど、親しみやすいというか、優しいというか、案外そういう部分は大事なことなのではないでしょうか。

誰だって、治療技術が高くて親しみやすい先生と、治療技術は高いけど怖い先生だったら、前者の先生を選びますよね。

でも、ネットではさすがに治療家の性格までは分かりませんし、アプリの口コミを見れば多少は分かりますけれど、その信憑性となると疑問符がつきますから、果たしてどこまで信用していいのか悩みどころですよね。

本書では、そんな悩みをお持ちの方に代わって、高い治療技術を持ち、かつ、不調を抱える患者さんに親身になって優しく寄り添い、最後まで根本的に治すことができる治療家をリストアップし、実際に足を運んで調べてきました。

その点で、本書で紹介する15人は最高の〝腕〟と患者さんに寄り添う〝ハート〟を兼ね備えた真の治療家です。長引く不調に悩む方はぜひ訪ねてみてはいかがでしょう。

文芸社特別取材班

解決困難な身体の不調に応えるゴッドハンド治療家15選

contents

青木鍼灸接骨院（愛知県岡崎市）

青木浩平院長

東洋医学の鍼治療に最先端の物理療法機器をプラス
ハイブリッド治療でスポーツ障害の悩みも解消する

東洋の深い知識と西洋の先端技術が支える、進化する治療院

東洋医学・西洋医学・物理療法機器3種を組み合わせたハイブリッド治療

多くの治療院は駅近や商店街にあるものだが、青木《あおき》鍼灸《しんきゅう》接骨院は愛知県岡崎市の郊外、幹線道路に面した場所にある。利便性のいい場所ではないにも関わらず、2017年の開業から7年以上続いているのだから実力は推して知るべし。

院長の青木浩平《あおきこうへい》さんは福岡柔道整復専門学校（現・福岡医療専門学校）で柔道整復師と鍼《はり》師・灸《きゅう》師の国家資格を取得。勉強の傍ら福岡の治療院で修業し、卒業後は兵庫県芦屋市にある有名プロ野球選手の元トレーナーだった院長が経営する治療院で約5年半働いた後、この地で開業する。

福岡時代の治療院は東洋医学中心、芦屋の先生は西洋医学と、両者を間近で学んだ青木院長は、東洋医学と西洋医学は考え方が違うだけで、似ている部分があると説く。たとえば、東洋医学のツボにしても、西洋医学的に身体の仕組みを調べてみると同じような場所に問題があって、アプローチの仕方も実は似ていることが多いという。

「その点で、いわば東洋医学と西洋医学のいいと

こ取りで、そこに物理療法機器を加えたのが私の治療法のベースにあります」と語る青木院長。

ハイブリッド治療で痛みを取る

青木鍼灸接骨院の特徴は、東洋医学と西洋医学を融合し、最新の物理療法機器を取り入れたハイブリッド治療である。その詳細は後述するとして、青木院長が何よりその効果に自信を持っているのが鍼治療だ。

「鍼は、体内に直接働きかける特別な治療法です。針を通してごく小さな刺激を与え、身体の内側から自然治癒力を引き出すことで、全体のバランスを整えていくのが特徴です。たとえば外科手術もメスを使いますが、鍼のように体内の回復力を直接刺激するわけではありません。そのため、鍼治療が身体に与える影響は一味違うものと言えます」

さらに、近年、高齢者向け訪問鍼灸マッサージを始めた。歩くのが不自由で、通院するのが困難な高齢の患者さんにも非常に好評だという。

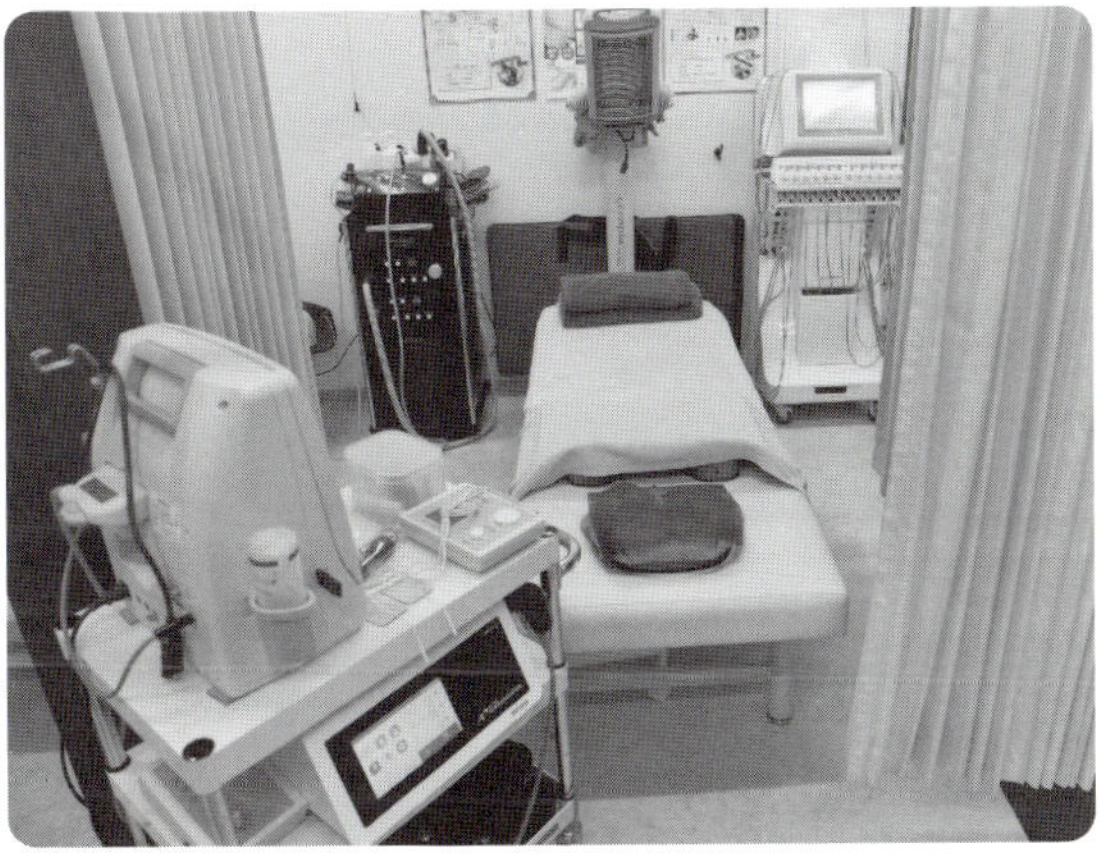

治療室。左に置かれているのが拡散型圧力波治療器のショックマスター

ハイブリッド治療がさまざまな不調を解消する

3種の治療法の組み合わせがカギ!

そこでハイブリッド治療だが、青木院長はさまざまな物理療法機器への造詣が深い。もともとは福岡時代に東洋医学の物理療法機器に触れたのが最初だったという。「手技では取れない痛みも物理療法機器なら取れることを実感しました。今、全部で30種類ほど揃えていますけれど、おそらく日本で一番多いと思いますよ」と青木院長は笑う。

青木院長は、手技、鍼灸、そして、物理療法機器を組み合わせ、患者さん一人ひとりの痛みに沿った治療プランを立てる。この組み合わせが無数にあるのがハイブリッド治療の強みである。

そんな青木院長に救いを求めて、身体の不調を抱えた患者さんがたくさんやって来るが、その中でも半数を占めるのがスポーツ障害だという。

スポーツ障害には、「オスグッド」と呼ばれる膝の下にある出っ張った膝蓋靭帯《しつがいじんたい》の付着部（脛骨《けいこつ》粗面《そめん》）が痛む成長痛の他、脛の前面に痛みを覚える「シンスプリント」、アキレス腱炎、足底筋膜炎などがある。今や〝スポーツ障害なら青木鍼灸接骨院〟というイメージも定着している。

スポーツ障害に悩む子供たちの強い味方

中でも多いのがオスグッドで、これは小学校高学年から中高生が一度は経験する痛みである。病院で診てもらっても「成長痛だから仕方ない」のひと言で終わりだそう。しかし、青木院長は自身の少年野球時代の経験から、オスグッドを放置することで他の部位に負担をかけ、結果として肩や肘を壊してしまうことを熟知している。

そこで登場する機器の一つが「ショックマスター」だ。拡散型圧力波治療器と言って、コンプレッサーで発生させた圧縮した空気を開放させて圧力波を生み出し、筋肉の深層部まで刺激を与えて痛みを取る仕組みだ。オスグッドに悩む子供や保護者、さらにはスポーツ障害に悩む患者さんたちにとって非常に心強い味方だといえる。

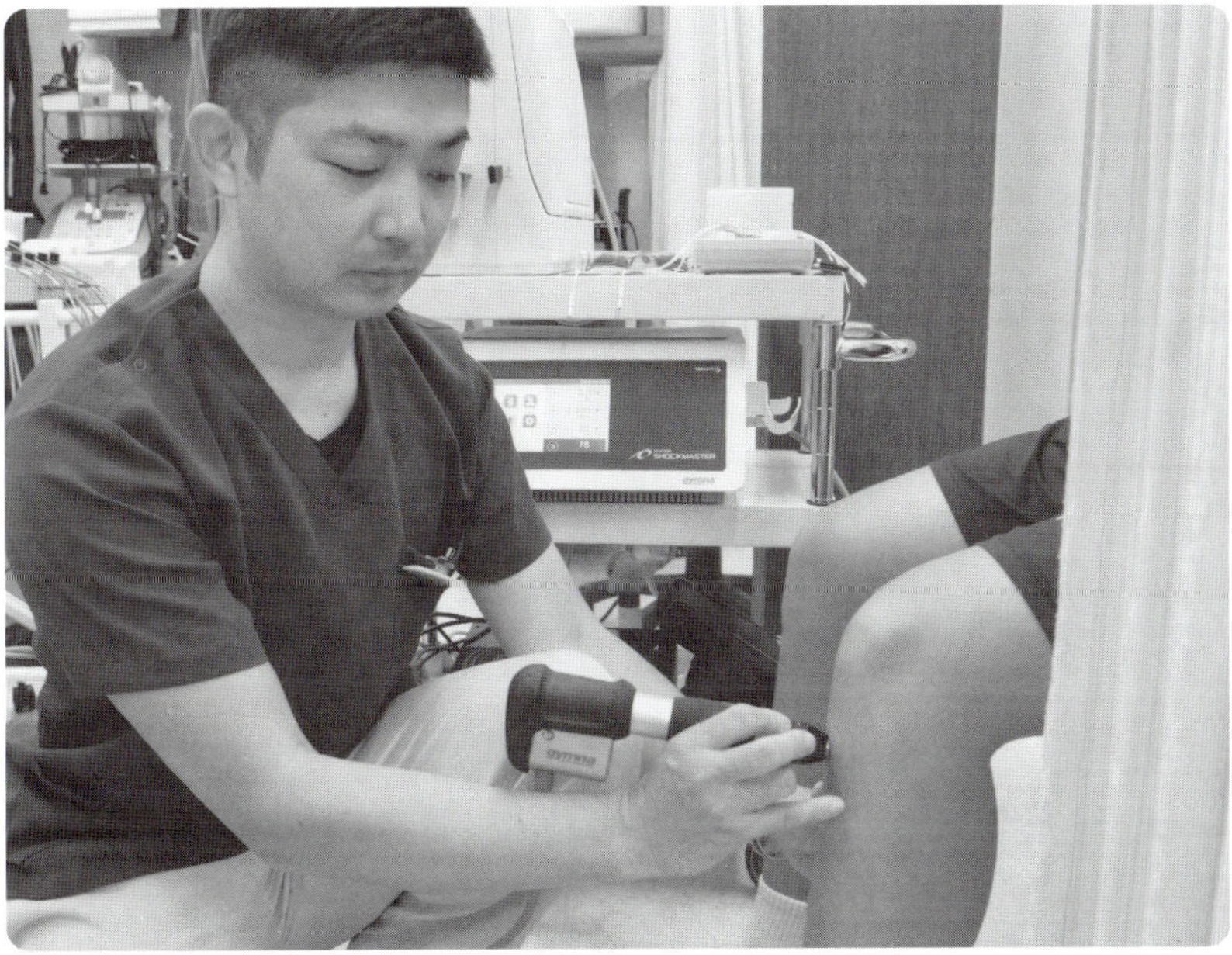

患者さんが座った状態で、膝の下の脛骨粗面にショックマスターのヘッドを当てる

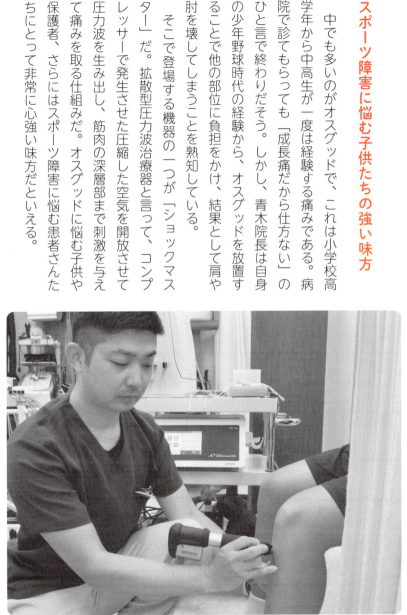

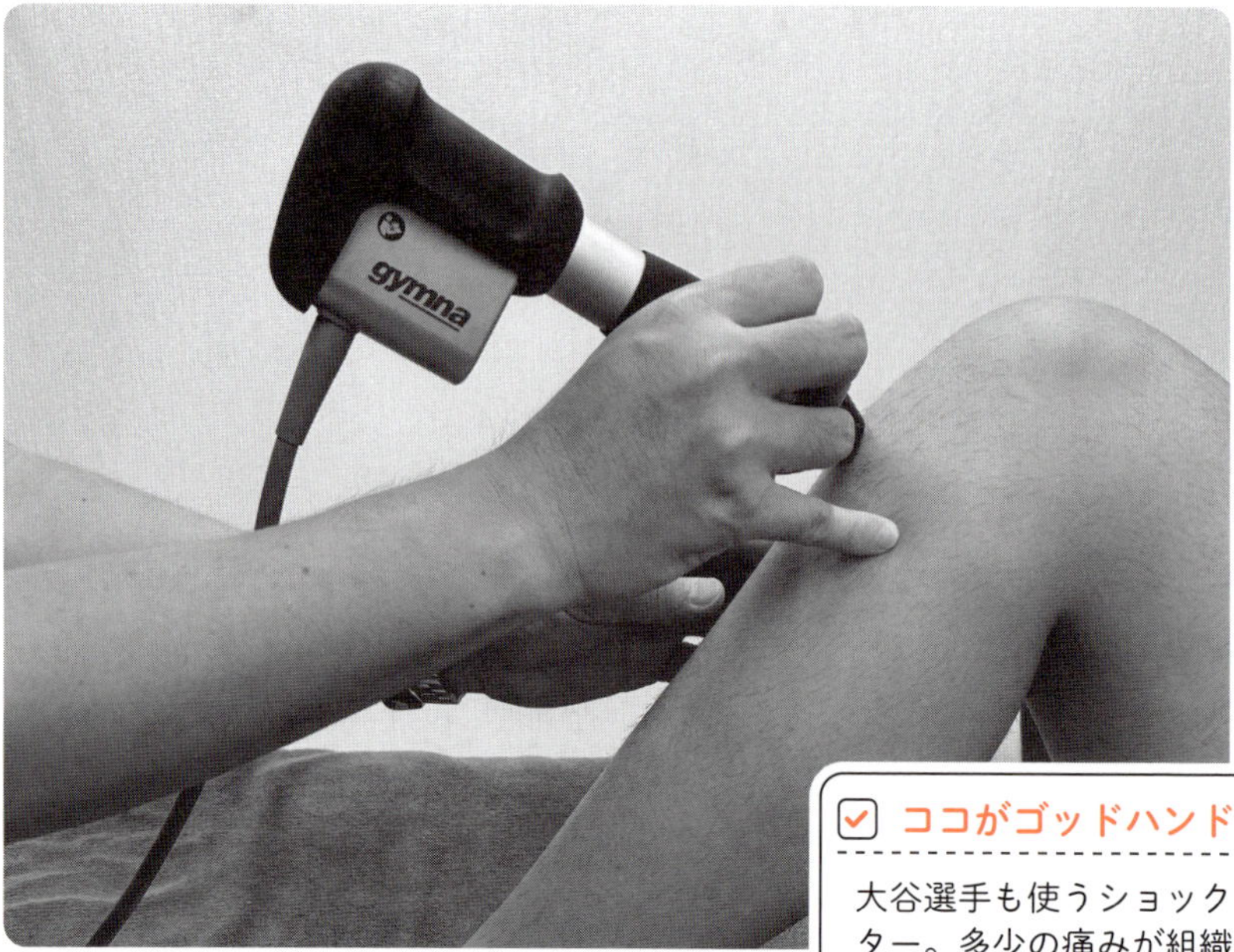

1回の治療でショックマスターを
当てる治療を2～3分×2回ほど行う

ココがゴッドハンド

大谷選手も使うショックマスター。多少の痛みが組織を強くします！

ある日、突然、膝が痛くなった！

小学校4年生くらいから中学・高校にかけて、膝の下の出っ張った部分が痛くなる。それがオスグッド（成長痛）で、片足だけの子供もいれば、両足が痛む子供もいるという。

大人への通過儀礼と言ってしまえばそれまでだが、野球やサッカー、水泳などのスポーツをやっている子供にとってはつらいものがある。身体の他の部位に悪影響が出ないためにも、早期の治療が必要である。

ショックマスターで痛みを解消！

オスグッドの痛みを訴える子供がやって来た場合、治療に使われるのがショックマスターだ。ハンドピースと呼ばれる圧力波を照射する機器の先端を脛骨粗面に当て、内部のピストンを圧縮空気で動作させて圧力波を生み出す。その圧力波が体内に入る衝撃で末梢神経を麻痺させ、細胞が再構築を繰り返して治癒を促進させる。

理屈としては鍼治療同様、身体の修復機能を生かして組織を強くするという仕組みである。1回の治療は2〜3分を2回程度。組織の再生のために1週間ほど時間を空けて、全部で6〜7回、2カ月程度で痛みは改善すると青木院長。

ちなみに費用は保険外で、1回1部位＝2750円（2部位＝4400円）とのこと。

実はこのショックマスター、メジャーリーグで活躍する大谷翔平選手が日本ハムファイターズ時代から使っていた治療機器である。もちろん、大谷選手の場合は成長痛ではなく、肘や肩、かかとなどの痛みを取るのに使っているそうだ。

一人ひとりに合わせた最適な施術を提供します

成長痛の治療にはショックマスターが非常に効果的ですが、当院ではさらに治療効果を高めるため、他の治療器具も併用し、早期回復を目指しています。腰や膝、肩などの痛みに悩む患者さんに対しても、ショックマスターは有効な選択肢の一つですが、患者さん一人ひとりの症状や不調に合わせて、鍼治療や物理療法機器を柔軟に選択し、最適な施術を提供しています。当院の理念は「必要とされたときに、期待に応えられる治療家であり続けること」。患者さんが痛みに耐えられなくなったとき、「あの先生なら治してもらえる」と思い出していただけるよう、常に技術の向上を追求しています。

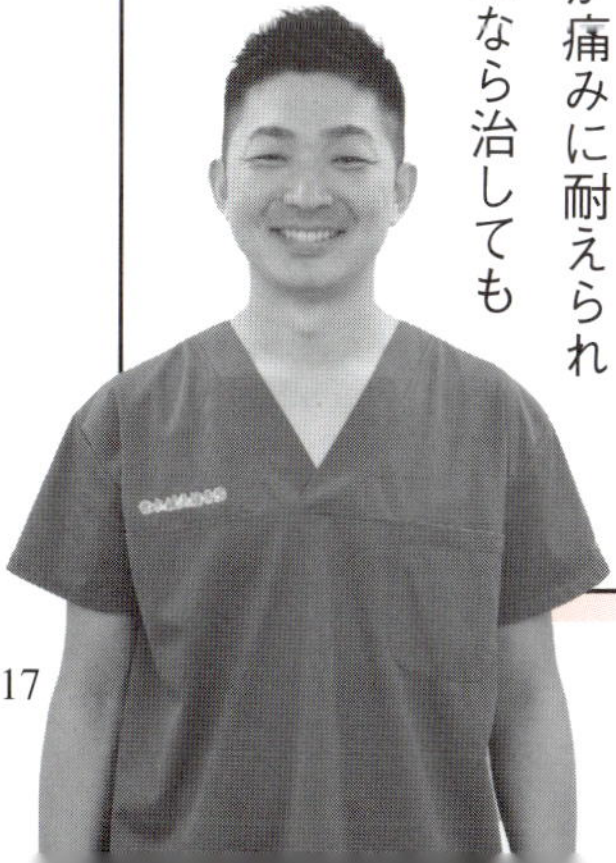

取材後記

話を聞くほどにショックマスターの施術を受けてみたいと思い、右肩の五十肩（年齢的には六十肩だが……）が治ったと思ったら、今度は左肩が痛くなり始めたので診てもらうことにした。

青木院長は痛む個所を聞いた上で、ショックマスターのハンドピースのヘッドを肩に当てた。

確かに痛い！　ヘッドの先端は平らなのだが、振動でチクリと小さな針のような突起物が当たったような感触が走る。それを1回2分ほど、首の下の棘上筋《きょくじょうきん》、その下の棘下筋《きょっかきん》、肩の後ろの三角筋中間部に2回ずつ当てた。施術が終わって左肩を軽く回すと、不思議なことに痛みが消えていた。即効性は抜群である。ただ、記事中にも書いたように、1回の施術では完治には至らないのは重々承知している。近ければ1週間後にまたやって来るのだが、東京と岡崎ではそうもいかない。

近年、東洋医学と科学の融合が世界中で広がっているとNHKで放送されたドキュメンタリー番組でも伝えていたが、青木院長の試みもその一つかもしれないと思った。

（取材・文／萩原）

ACCESS

青木鍼灸接骨院

▶所在地

〒444-0813
愛知県岡崎市羽根町鰻池
248-1

▶電話番号

0564-89-0784

安積鍼灸院（兵庫県芦屋市）

安積正浩院長

鍼灸・漢方・養生の〝3本の矢〟で深刻な不調を克服
健康な身体に生まれ変わって人生を楽しんで欲しい！

最高の技術とリラックス空間で様々な症状を改善

患者さんの数は年間1万人以上
20年の技術と経験が生む最高の手当て

「重度の糖尿病の祖父や膝の痛みや高血圧、肝硬変の祖母がたくさん薬を飲んでいる姿を見て、何とか薬を減らして健康になって欲しい！　その思いが鍼灸を志す第一歩でした」

そう語るのは安積《あづみ》鍼灸院の安積正浩《あづみまさひろ》院長。父は消化器外科医、叔父は整形外科医という環境で育ったため、幼い頃から人を治すことに憧れた。後に自分が目指すべき医療について逡巡している時に思い出したのが、風邪をひいた時に看病してくれた母の手の温もりと優しい言葉だ。医療も患者さんとの信頼や愛情、体が触れ合う手当てが大切と気付き、東洋医学の鍼灸治療に興味を持った。

兵庫県随一の進学校の神戸高校を卒業後、関西医療大学を経て、卒業後は複数の鍼灸院で修業を積んだ。

安積鍼灸院にはさまざまな症状の患者さんがやって来るが、共通点は病院などで治療を受けたものの治らなかった慢性疾患の方がほとんどだ。

「自律神経失調症、不妊、更年期、めまい、不眠、アトピーなど治療したことがない症状の方が少ないくらいです」と話す安積院長。

的確な治療と安心感で培われた信頼関係

安積鍼灸院の院内には個室が9部屋あり、ベッドは全部で13台用意されている。一度来院された患者さんが、夫や子供も治してもらいたいとやって来ることが多く、ベッドを2台置いた部屋も5室ある。安積院長は9部屋を行き来して1人で毎日40〜50人に対応し、年間にして1万人以上の患者さんを治療している。

「治療は経験が非常に大切で、うまくいったこと、うまくいかなかったこと、どちらも治療技術を向上させてくれます。来院患者さんが多いということは、よく治せるということと、患者さんから信頼されていることに直結していると思います」

そう安積院長は胸を張る。

費用は8回分の回数券で1回4000円。詰めて治療すると効果が出やすく、通いやすいと評判だ。

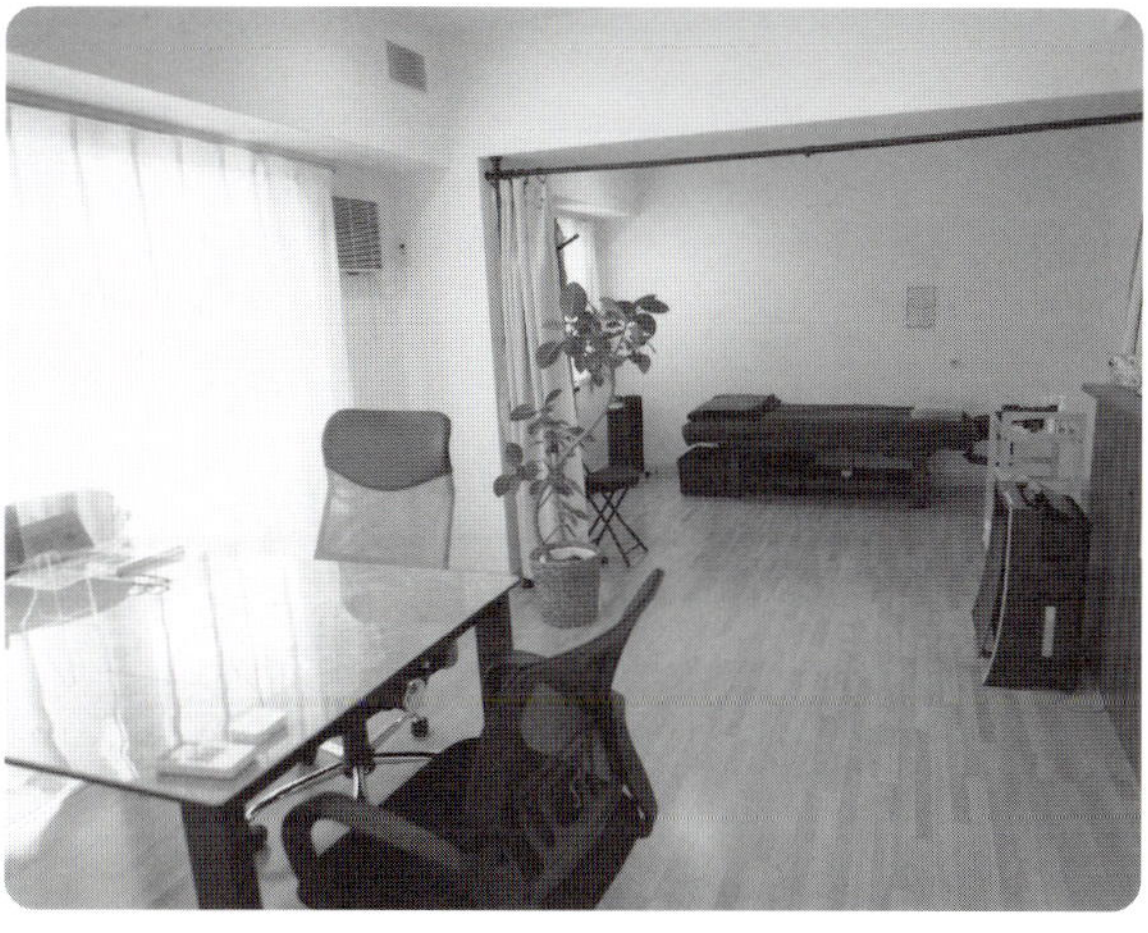

全室冷暖房完備の完全個室！
清潔感漂う院内でリラックスして施術を受けられる

〝3本の矢〟で早期回復と再発しない身体へ導く

第1の矢は卓越した鍼の技術!

安積院長の治療の特徴は、鍼灸・漢方・養生の〝3本の矢〟である。明治維新で西洋医学が入ってくるまで、日本ではこの3つを同じ方針の基に効果的に施術することで病を治療していた。

まず、第1の矢は1割以下の鍼灸師しかできない卓越した「鍼灸」である。鍼灸に関しては、患部に直接鍼を打つ方法は選択していない。安積院長自身、国家資格を取得した頃は必死に患部に鍼を打っていたが、それで難しい慢性疾患は治せないし、何より内科疾患などの症状に対応できないことが分かった。そして、修業を続けるうちに、徐々に理想の治療が行える域に達した。中医学を駆使して病の原因(証)を判別し、それを改善する為にどの経穴(ツボ)にどのような刺激を与えれば、最大限の効果を発揮するか体得できた。

「患部から離れた場所にも鍼を打つので、皆さん不思議がられますが、慢性的な手強い症状を改善するためには必要なことなんです」

具体的には、五臓六腑、気血水、経絡の中で、どこがどのように悪くなっていて、つらい症状が起きているのかを徹底的に見定めるという。

いかに楽に生きて、健康を保つかが大事

2本目の矢は、患者さんの体質に合う生薬で作るオーダーメイドの「薬膳茶」だ。症状の原因と生薬の効能を正確に合わせることで絶大な効果を発揮する。胃腸の働きを改善しながら血虚《けつきょ》も改善する「大棗《なつめ》」や、腎と血の弱りを回復する「女貞《じょてい》子《し》」など、様々な効能を持つ薬膳茶として処方している。紅茶を淹れるようにポットで蒸らすだけで良く、水筒に入れて毎日携帯して飲むことができるから非常に便利だ。

そして最後の矢が「養生」で、これは患者さん自身で行う。ツボを押さえたり、簡単なストレッチなどの一時的に気持ちよくなる行為ではなく、貝原益軒の『養生訓』をベースに、心理学、現代科学の研究などの知識を活かして「いかに楽に生きて、健康を自分で保てるか」を伝えている。

「自分でも健康を意識して正しく養生すれば、身体はもっと早く変わります」

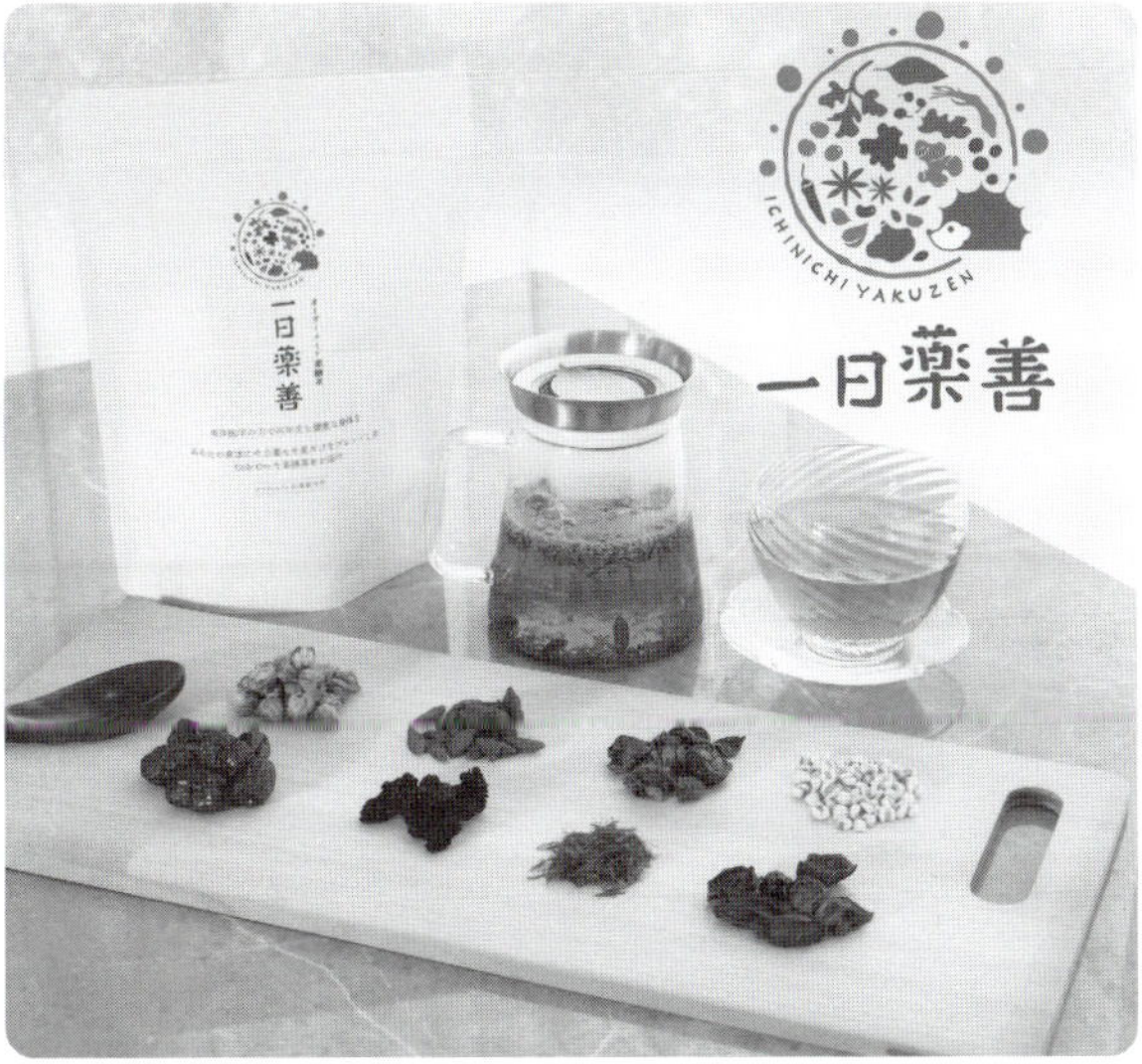

患者さんそれぞれの症状と原因に適した
漢方で使われる生薬をブレンドした薬膳茶

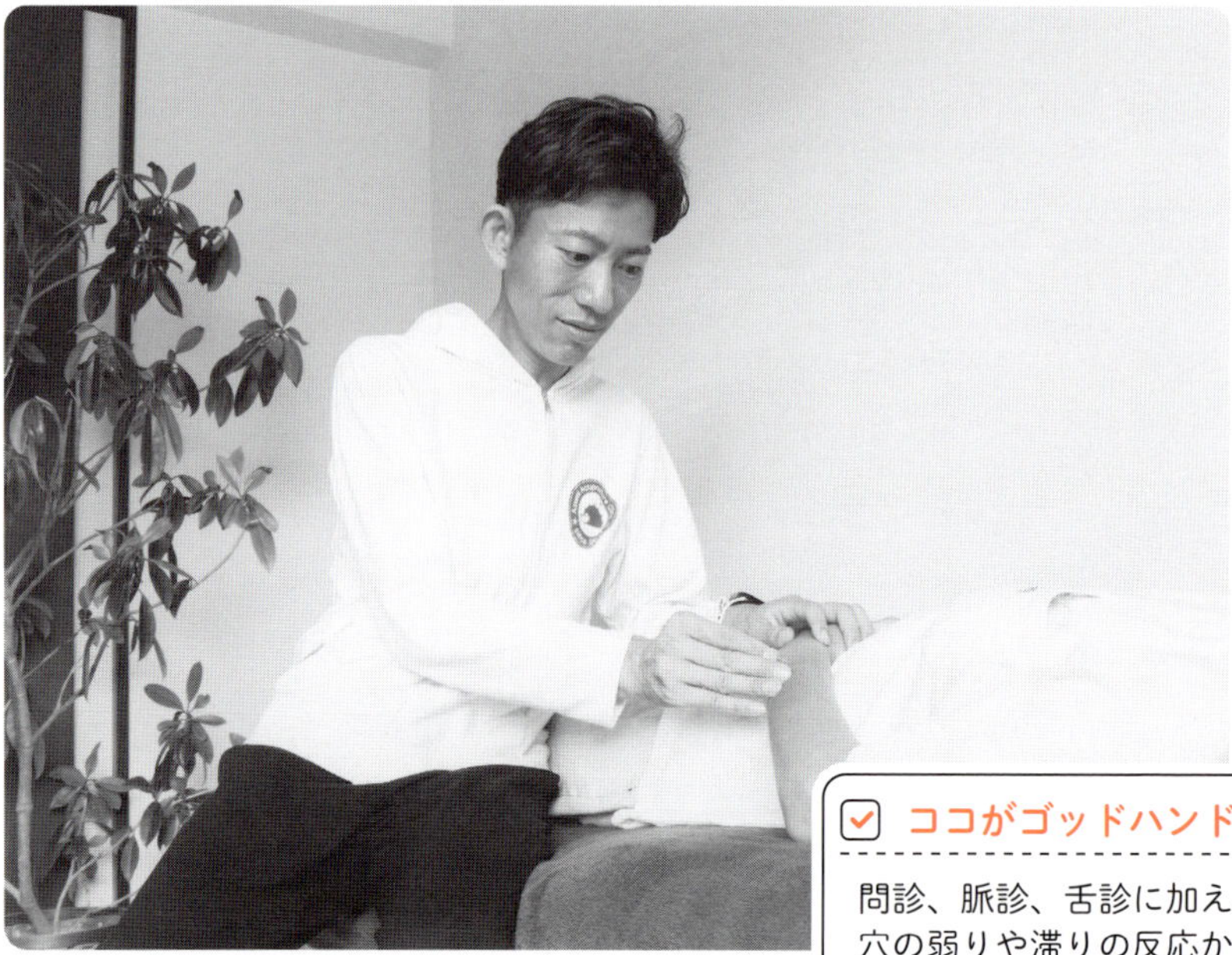

最大の効果を引き出す経穴に、
細く痛くない鍼で6か所ほどの鍼を打つ

☑ ココがゴッドハンド

問診、脈診、舌診に加え、経穴の弱りや滞りの反応から、原因と使う経穴を決めます

不妊など病院でも治らなかった体調不良

不妊治療に安積鍼灸院を訪れた女性（41歳）は、他にも不調を抱えていた。これまで5年間、病院で不妊治療を行っており、そのストレスや薬の影響もあって胃もたれや吐き気を伴い、体重も減っていた。以前から抱えていた肩こり、頭痛も悪化し、めまいを伴うようになり、顔や背中などにアトピーが出て不眠症にもなっていたという。

原因を見つけ様々な症状を同時に改善

安積院長によると、女性は長期に及ぶ不妊治療のストレスから、交感神経が過度に優位な状態だったという。交感神経が優位になると、全体的な筋肉の緊張が起きやすくなる。筋肉の緊張から全体的な血の流れが悪くなり、肩こりや頭痛も悪化していた。目や頭の経絡での血の弱り（血虚《けっきょ》）が起きて、めまいも併発していた。疲れは溜まりすぎると身体の中で熱に変わるそうで、それが胃や皮膚を攻撃することから胃炎はもちろん、アトピー性皮膚炎の原因ともなっていたのだ。

不妊に関しては、血虚のほか、疲労や加齢による下半身の力の弱り（腎虚《じんきょ》）や子宮の血の流れの悪さ（瘀血《おけつ》）が原因だった。そのため、自律神経を緩めて血虚を回復させる背中の「膈兪《かくゆ》」、胃の動きをよくする「公孫《こうそん》」、疲れの熱を冷ましたり、子宮の瘀血と血虚を回復する「三陰交」「太衝《たいしょう》」などに鍼治療を行った。

その結果、約1カ月で胃の症状とめまいが治り、約2カ月でアトピーと肩こり、頭痛が改善した。不妊治療には7カ月ほどかかったが、無事に妊娠・出産して、今は子育てに励んでいるという。

大切な家族に接する気持ちで施術します！

何か一つの症状という訳ではなく、身体全体でどこが悪くなっているのかを東洋医学的に判別して治療を行うことで、同時に全然異なる症状も治していくことが可能です。あまり感情移入しすぎてもいけないのですが、患者さんの目の前に立つ時、自分の大切な家族に接するような気持ちでいます。自分の家族なら本当に早く良くなって欲しいですよね。少しでもしんどい思いをして欲しくないから全力を尽くせます。痛みやつらい悩みを解決するのは当たり前だと思っていますし、もう二度とつらい思いをしないよう万全のメンテナンスを行う。そんな思いを胸に鍼を持って戦っています。

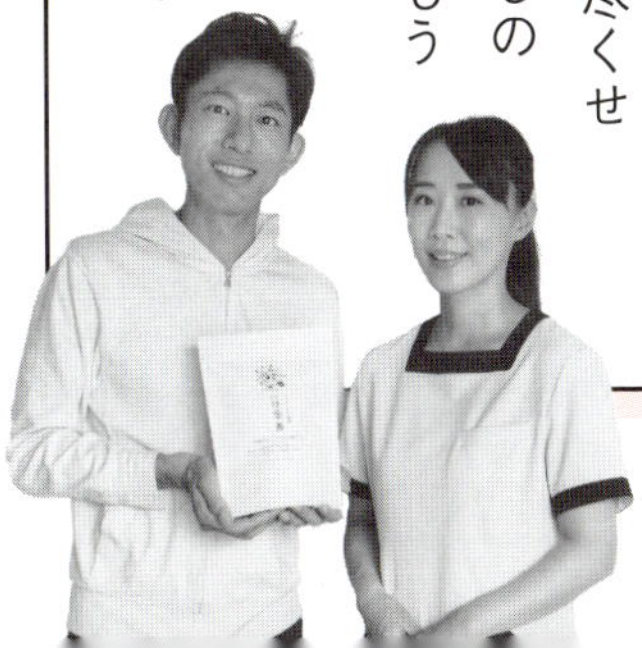

取材後記

取材後、常に安積院長が携帯しているという薬膳茶を試しに飲ませていただいた。生薬（漢方薬）を使っているという印象から、こちらは勝手にちょっと苦くてクセがある飲み物という先入観があった。しかし、それはいい意味で裏切られた。まず、匂いをかいでみると、特段鼻をつくでもなく、優しい香りだった。続いてひと口飲んでみると、実にまろやかで飲みやすく、まるでハーブティーのようだった。

これを飲み続ければ身体も健康になると言われれば、毎日1本以上、コーヒーや紅茶、ウーロン茶のペットボトルを買うより絶対いいわけだ。

安積鍼灸院では患者さん一人ひとりの症状に合わせてオーダーメイドで配合する薬膳茶以外にも、風邪や花粉症など一般的な症例用に配合されたものも用意されている。2週間分で2500円、1カ月で4500円だそうだが、健康を維持できるわけだから決して高くはないだろう。

遠方の方にはオンラインで問診を行い、薬膳茶を処方してくれるので、興味を持たれた方はコンタクトしてみてはいかがだろうか。

（取材・文／萩原）

ACCESS

安積鍼灸院

▶所在地

〒659-0067
兵庫県芦屋市茶屋之町2-21
メイピース芦屋305

▶電話番号

0797-26-6165

奈良重症膝痛専門うえじま整体（奈良県天理市）

上嶋健五院長

膝が悪くて悩んでいた亡き祖母への想いを込めて
歩くのもひと苦労で正座もできない膝の痛みを解消

動くとつらい、さまざまな膝の悩みを解消！

姿勢循環整体・神経整体を学んで開業
奈良で唯一の重症膝痛専門の治療院

奈良県北部を走る近畿日本鉄道天理線の前栽《せんざい》駅を降りて長閑な風景を歩くこと10数分、和田工務店の1階に奈良重症膝痛専門うえじま整体はある。出迎えてくれたのは、歌舞伎役者さんを二枚目にしたような上嶋健五《うえじまけんご》院長だ。

天理出身の上嶋院長は、少年野球時代に肘をけがした際、整体の先生にお世話になったのが、この道に進む契機となった。高校卒業後は先生の治療院で働きながら専門学校で学び、柔道整復師の国家資格を取った。

取得後は全国各地の治療院で経験を積み2020年冬に開業する。

「最初に出会った先生のように、手技だけで患者さんを治せる先生像に憧れていたんです」

いろいろな手技を勉強する中で、感銘を受けたのが「姿勢循環整体」と「神経整体」という考え方だという。

大好きだった祖母も膝痛に悩んでいた

「僕はおばあちゃん子だったんですけど、祖母には膝の持病がありました。一緒に病院に行って、膝に注射をされて痛そうに顔を歪めている祖母の姿を見るのがつらかったですね。

自分も専門学校時代に柔道をやっていて膝の靭帯を痛めて松葉杖生活を送ったことがあるので、膝が痛いとどうなるか苦労がすごく分かるんです」

祖母の膝の痛みをとってあげたいとの思いから、重度の膝痛専門の勉強をし、技術に改良を重ねていったという。

膝はもちろん、腰や足の痛みにも対応しているので、歩いたり立ったりがつらい、正座できないといった悩みを抱えた方は訪ねてみては。

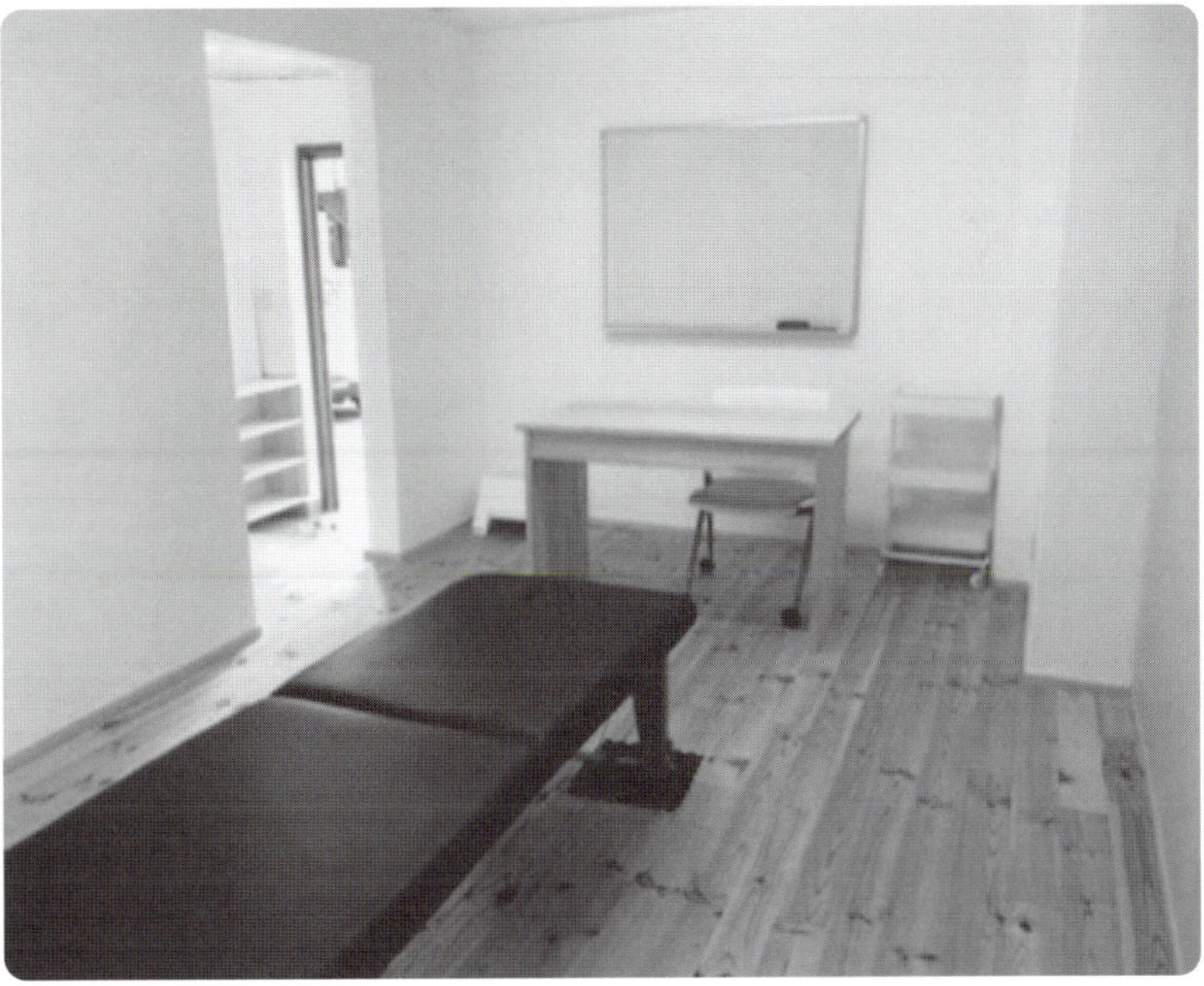

開業して約5年、木目調の床と白い壁がまだまだ木の香りを漂わせる

姿勢と筋力バランスの悪さが膝痛の原因

膝の痛みは高齢者だけではない

「膝が痛くなる原因は患者さんそれぞれで、たくさん理由があると思います。基本的には姿勢と筋力バランスの乱れで、それを引き起こす原因が神経の伝達異常です。歩く時、動く時の脚の筋力の使い方がポイントです」

上嶋院長はそう訴える。そして、人間の身体を建物になぞらえ、いくら外観（見た目）が良くても、例えば土台（足の裏）や筋肉の状態が不安定だと負担が全て膝に来ると説明する。その意味で、足の指の使い方や重心のかけ方が、身体の不調にも大きく影響するというのだ。足の指をしっかり広げることができて、地面にどっしりと重心をかけることができるのが一番の理想だそう。

脚の使い方で言えば、太腿の筋肉である大腿四頭筋の前側（大腿直筋）と外側（外側広筋）の筋肉が強く、太腿の内側（内転筋）と裏側の筋肉（ハムストリング）が弱くなることが多く、筋力バランスが乱れ、骨が引っ張られることでねじれが発生してしまう。その結果として、膝の痛みを引き起こすという仕組みだ。

膝の痛みというと高齢者特有のものと思われがちだが、膝痛は加齢と共に起こるわけでなく、姿勢が悪いと若くても起こるし、逆にスポーツをやっている人に多い症状だ。なぜなら、同じ競技を続けていればいるほど同じ動きをすることから筋力バランスが乱れた結果、不調が生じるのだ。

血液、脳脊髄液、神経の伝達を良くする！

もう一つ、姿勢の崩れに関して上嶋院長は、「ホースで水を撒くのと一緒で、真っ直ぐならピューと出ますけれど、ねじれているとチョロチョロになってしまうでしょう」と説明する。

身体の軸を整えることで血液や脊髄液の循環が良くなれば痛みも軽減され、人間が持っている自然回復力を引き出す。それが姿勢循環整体の極意で、さらに、神経整体で神経の伝達を良くする。

患者さんの身体の軸を整え、症状に合わせてオーダーメイドで治療を行うのが上嶋院長の流儀だ。

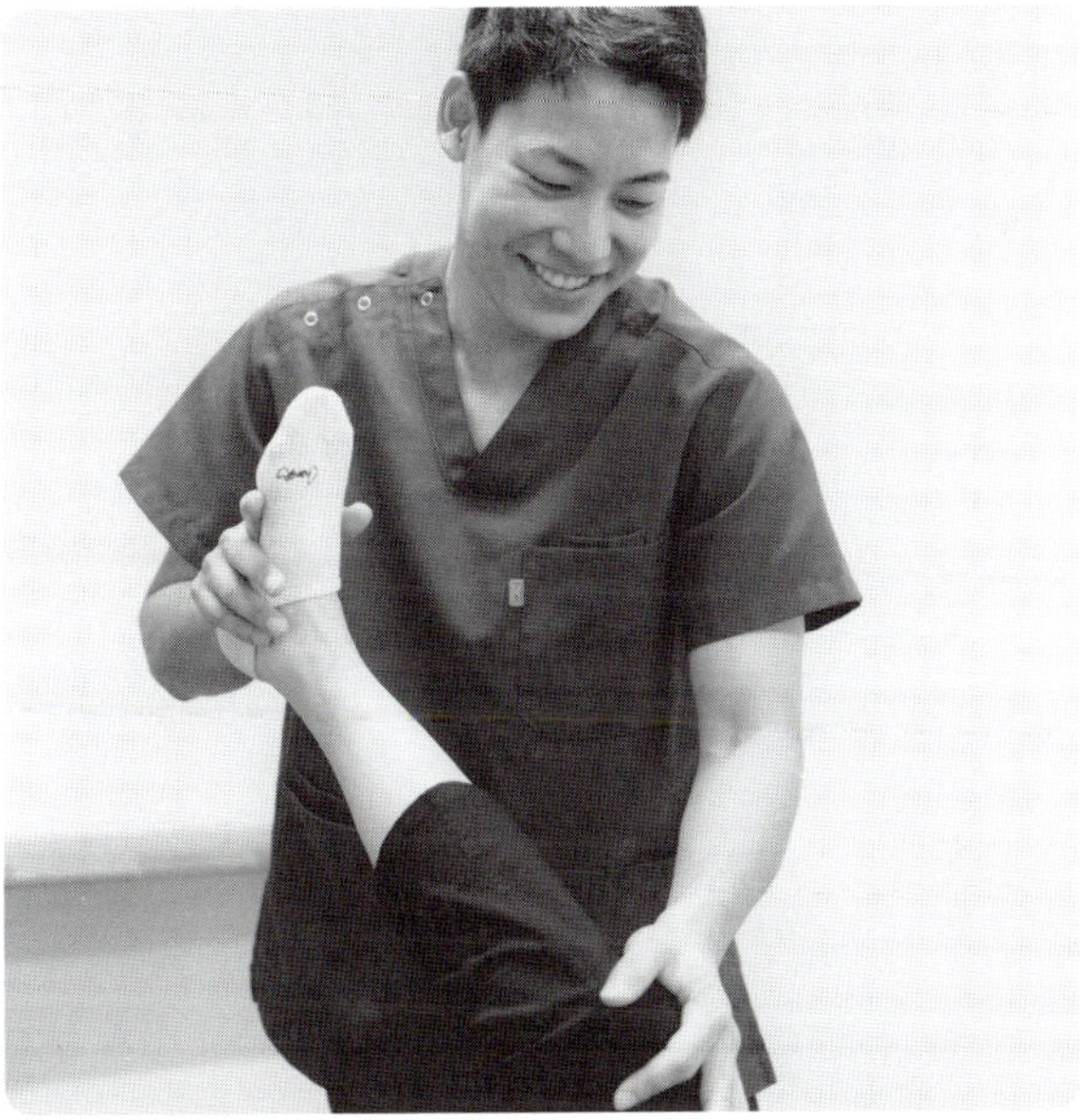

全身の関節の可動域を調べてから治療に入る

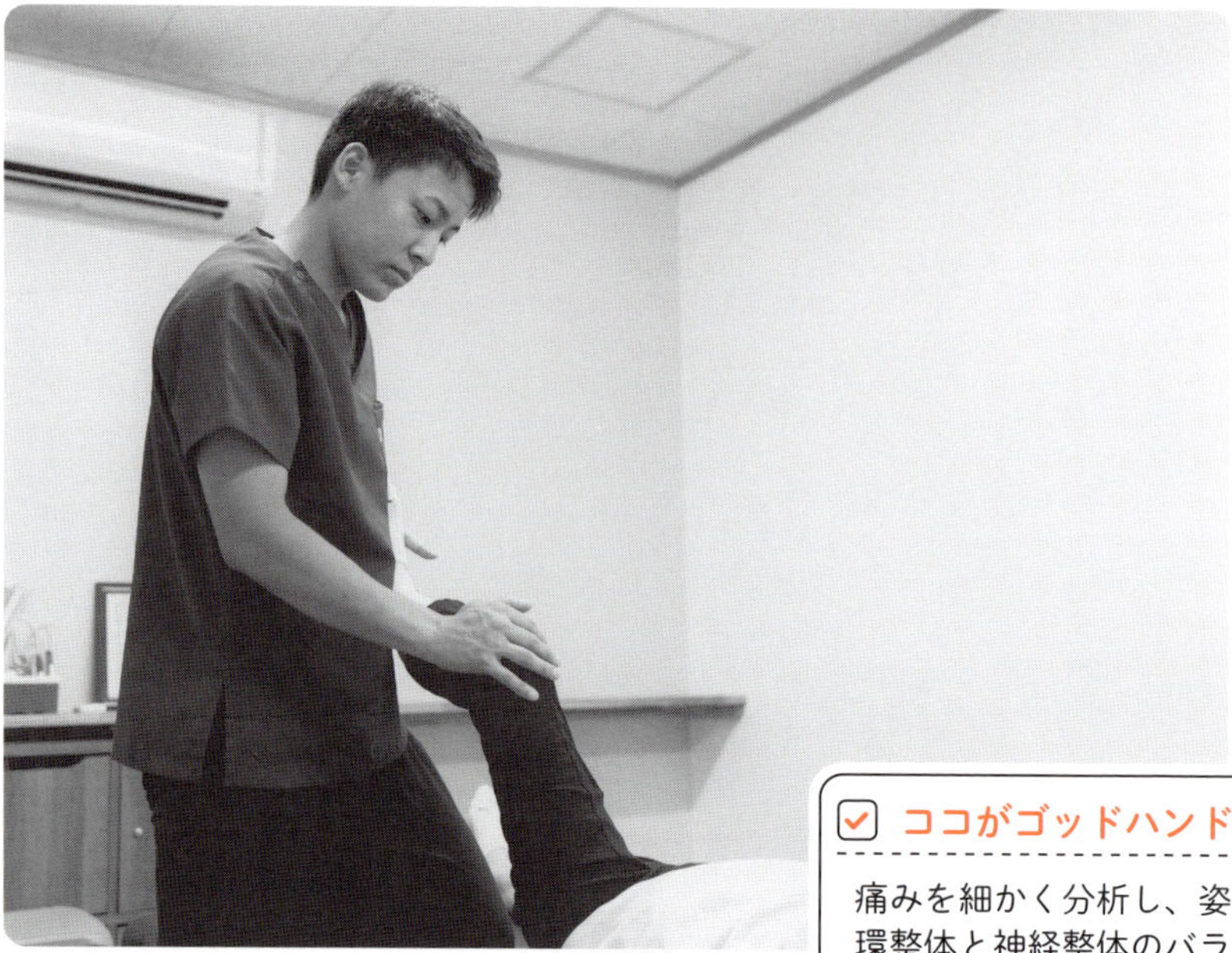

神経整体で脚の動きの固いところを追い込み、動きを解放させるという

ココがゴッドハンド

痛みを細かく分析し、姿勢循環整体と神経整体のバランスを変えます！

膝が痛くて正座ができない！

膝の痛みはさまざま。膝が曲がらない、階段を上れない、歩くだけで痛い、正座ができない……等々。原因は前述したものの他にも、半月板損傷、軟骨の損傷、変形膝関節症など外科的症状もある。

姿勢循環整体と神経整体の合わせ技

まずは患者さんの既往歴を確認した後、どういう動作をした時に膝の痛みが出るのかをしっかり確認し、足裏から始まって膝の動きを検査する。そして、患者さんの症状によって姿勢循環整体と、神経の伝達を整える神経整体を組み合わせて治療していく。

「患者さん一人ひとりの原因を見つけ、痛みの原因である神経にアプローチを施し、骨格のゆがみを整える二つの治療法の組み合わせが鍵です」と語る上嶋院長。治療のポイントは、痛みの細かな分析である。歩く時に痛みを感じると言っても、脚を伸ばした時に痛い人もいれば、伸ばした時には痛くないけれど戻す時に痛い人もいる。いろいろな痛みとその出方が違うため、施術は痛みが出る状態をベースに行う。

まずは患者さんにベッドに寝てもらい、下半身から上半身にかけての血液の循環を良くするよう脚を手で触れたり、揺らしたりして、動きが固い関節のつまりを解放する。大事なことは膝の痛みを治せば十分というわけではないこと。身体の動き方や行動を変えなければ痛みは繰り返すので、歩き方や足の裏の使い方を再認識する必要があると上嶋院長はアドバイスしてくれた。

上嶋健五院長

足裏の筋肉を丈夫にすることが予防になります

実は膝の痛みの大きな原因の一つとなっているのが、足裏の筋肉のバランスや足の指の使い方です。普段歩いている時って、みなさん注意を払わず無意識に歩いていると思います。靴やスリッパを履いていると余計そうで、ペタペタ歩きになって足の裏の筋肉にどう力を入れていいか分からない方がほとんどです。実は家の中でスリッパを履いていると、足の指の筋肉が落ちやすいんです。その結果、足裏のアーチがなくなって、それが膝痛の原因にもなります。そんな方には青竹踏みを勧めています。青竹踏みを実践して足の裏のアーチをしっかり作ることが予防になります。

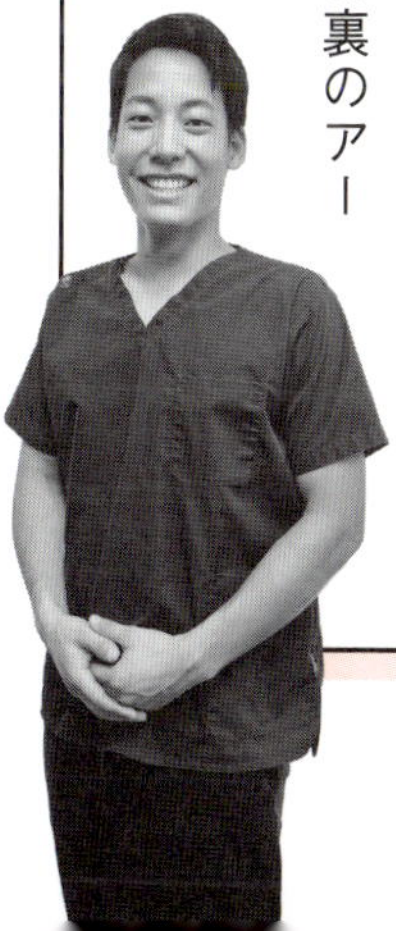

取材後記

上嶋院長の祖母・喜代子さんは、院長が膝痛専門院を開業する前に亡くなられたという。

病院で寂しい最期を迎えたわけではなく、自宅の居間のテレビの前で、ソファーに座ったまま眠るように亡くなっていたそうだ。今の時代、自宅で最期を迎えるのは幸せなことかも。一方で、享年83は亡くなるにはまだ早い。

上嶋院長は祖母が亡くなったことを知った時、数日前に元気な姿を見ていただけに、あまりにも突然の出来事に驚いたという。それでも、「苦しまずに済んだのだけはせめてもの慰めでした」と、当時を思い出して述懐する。

上嶋院長が小さな頃は、自転車で出掛けることが大好きだったという喜代子さん。晩年、膝痛により自転車で出掛けることもなくなり、寂しそうだったという。そんな姿を思い浮かべながら患者さんに接している。

「来られる患者さんはみんな、心の中では僕のおばあちゃんだと思って治療しています」と上嶋院長は語った。


（取材・文／萩原）

ACCESS

奈良重症膝痛専門
うえじま整体

▶所在地

〒632-0072
奈良県天理市富堂町211-1
和田工務店敷地内

▶電話番号

070-2311-6485

通わせない整体院じゅらく（石川県金沢市）

岡田太一院長

治るだけじゃ意味がない。腰痛改善1年保証！

「腰痛ならどれだけ期待を高めても構いません」

骨でも神経でもない、筋肉に注目する治療法

1回の治療で腰痛を改善させるだけでなく何度も通わなくても済む整体を追求！

「じゅらく」という院名は、大好きだった亡き祖父の戒名からもらった。長年、祖父は腰痛に悩んでいて80歳の頃にヘルニアの手術をしたがうまくいかず、戦後、自分で始めた繊維工場の仕事を泣く泣く辞めざるを得なかったという。

「亡くなった年にカイロプラクティックに出合ったのに、祖父の腰を治してあげることはできませんでした。今の技術があれば手術させなくても良かったのになと今更ですが思うことがあります」

そう述懐するのは、金沢市にある通わせない整体院じゅらくの岡田太一《おかだたいち》院長だ。腰痛の患者さんが9割で、1回の治療で痛みを全部取るだけでなく通わせずに済ませてあげたい。その思いが強く、〝通わせない整体院〟を院名に掲げている。初回に限り1回で治らなければ1年以内（保証期間）ならば2回目は無料で施術してくれるという。

それだけの自信を得るまでには、当然、苦労があった。繊維工場を営む一家に生まれ、前職は大手繊維メーカーの研究員。簡単には就けない仕事

だが、それをなげうってまで整体の道を選んだのは「何より人の喜ぶ顔が見たかったから」と満面の笑みで語る岡田院長。

古武術の極意を学びに金沢から千葉へ

カイロと出合ってからも研鑽を惜しまず、ある時、筋肉を柔らかくする施術法と出合い感銘を受けて習得する。さらに、金沢から千葉・松戸まで通って古武術の師範に筋肉の脱力方法を学び、独自の施術法を編み出した。それが「痛筋快速メソッド®」で、それこそが通わせない整体の極意である。硬く高密度化した筋肉の組織を柔らかくしなやかにすることで痛みから卒業することができる。つらい腰痛が治らず病院で見放されたような患者さんが、治療を終えると笑顔で帰っていく。そのためなら岡田院長は労を惜しまない。

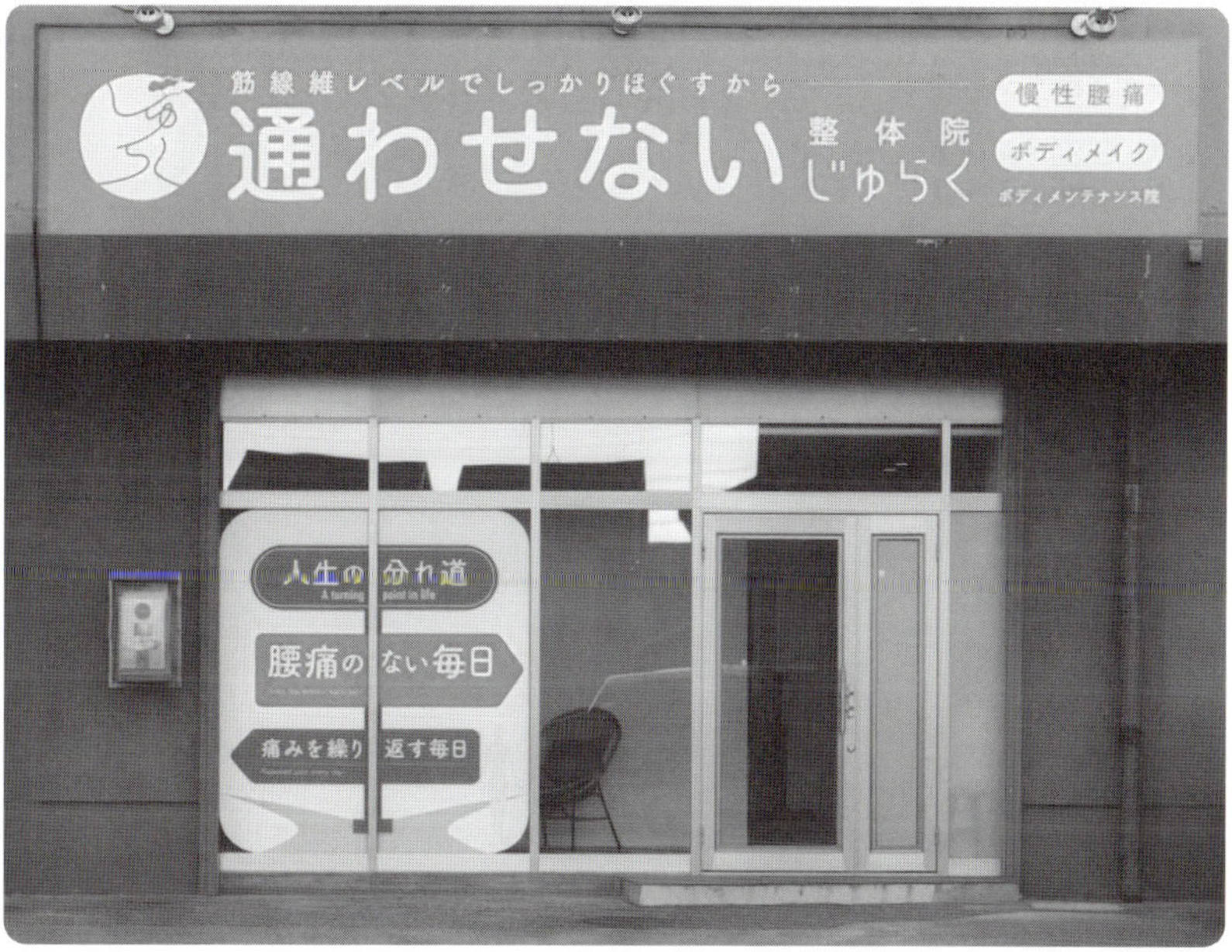

金沢の支院が能登半島地震の影響で継続不可能になり玉鉾で再開

苦難の末に編み出した〝痛筋快速メソッド®〟

骨だと思っている部分は骨じゃない!?

それでは痛筋快速メソッド®とはいかなるものか説明したい。取材中、左右の腰骨の尖っている部分を指して、岡田院長は「実はこれ、骨じゃないんですよ」と断言した。この固い突起が骨じゃない？　そんなはずは絶対ないと思ったものの、「じゃあ柔らかくしてみましょう」と言って、椅子に座った記者の腰骨の両端あたりを親指で撫で始めた。数分後、触ってみて驚いた。硬かった部分が柔らかい！　皮膚の下に硬い部分はあるものの表面が明らかに柔らかくなっている。

「これと同じことが身体全体で起きているから、腰痛にもなれば、肩こり、頭痛……あらゆる不調が起きるんです」と岡田院長。

つまり、硬いということは筋肉内の組織が高密度化しているということ。筋肉の緊張が血管を圧迫し、血液の循環を阻害しているため、血管を広げるためにブラジキニンという物質が分泌され、そのブラジキニンが神経を興奮させるので、その結果、筋肉性の疼痛になるというのだ。

岡田院長は痛筋快速メソッド®の理論を、焼きそばにたとえて説明する。できたばかりの焼きそばはすぐほぐれるが、時間が経つと固まってしまう。その固まった麺をやさしく撫でて解きほぐしていくのが痛筋快速メソッド®なのだという。

筋肉をしなやかにして通わせない整体に

岡田院長は、痛みを訴える場所の周辺にある硬くなっている部分を、主に親指で優しく押す感じで柔らかくしていく。具体的には柔らかくなる原理を〝押すときの掌側の手首の脱力度合〟や〝触れた指先の感覚が丹田に伝わる響き具合〟など100以上の構成要素に分解し、一つずつの感覚に磨きをかけることで技術を進化させ続けている。

また、筋肉を柔らかくすれば、自然と背筋が伸びて正しい姿勢に戻ると岡田院長は説く。姿勢を正せば痛みは消えると説く治療家は多いが、岡田院長は（筋肉の）痛みを取れば自ずと姿勢は良くなる、それが痛筋快速メソッド®理論の神髄だ、と説く。

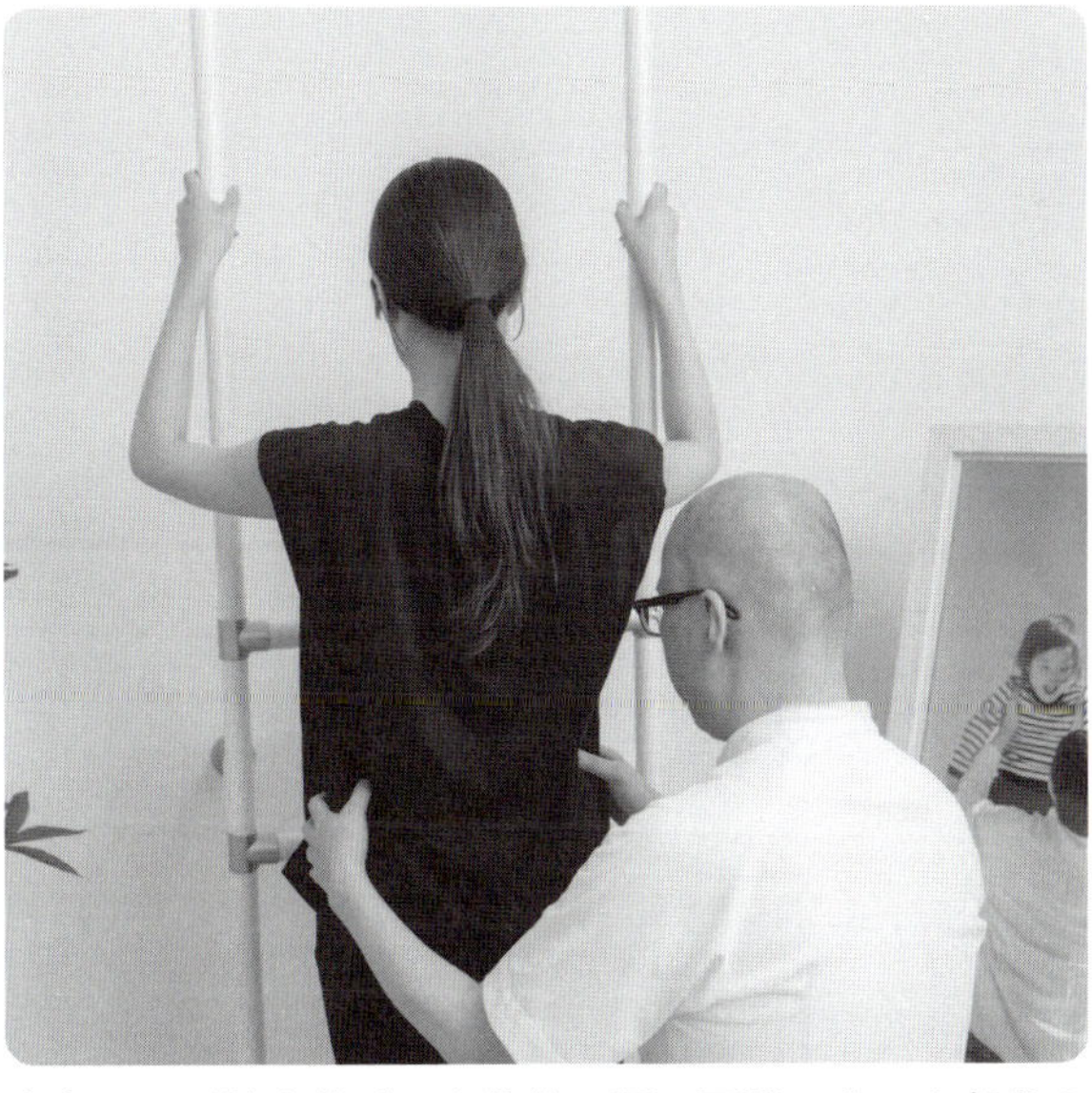

患者さんが腕を伸ばした状態で腰の両端の尖った部分の筋肉をほぐしていく

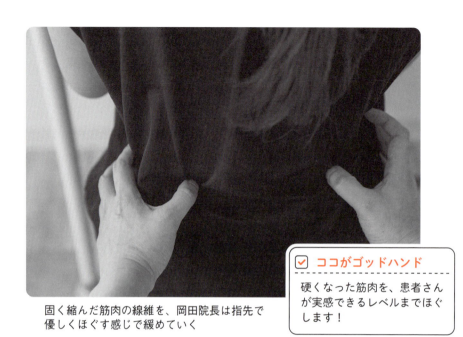

固く縮んだ筋肉の線維を、岡田院長は指先で優しくほぐす感じで緩めていく

ココがゴッドハンド

硬くなった筋肉を、患者さんが実感できるレベルまでほぐします！

幻のカニを追う漁師がヘルニアに!?

石川県産加能ガニの最高級ブランド「輝《かがやき》」。幻のカニとも呼ばれ、初競り価格が数百万円にもなることから漁師にとっては誰もが一度は獲りたいカニだ。そんな輝を狙うベテラン漁師がヘルニアを悪化させ、医師から手術が必要と宣告されてしまった。だが、知人を介して岡田院長の存在を教えてもらった漁師が救いを求めてやって来た。

筋肉を緩めて手術の必要もなくなる！

治療は極めてシンプル。ヘルニアにしても岡田院長の治療法は変わらず、自身の指を使って、患者さんの腰回りの硬くなっている部分を柔らかくしていく。マッサージなどとの違いは、「骨としか思えない硬い筋肉や脂肪組織を数十秒から数分

岡田太一院長

で、患者さんが触ってはっきり実感できるレベルまで柔らかくできる」ことだと岡田院長は話す。

もう一つの違いは、普通の治療院は問診や検査に10～20分かけるところだが、岡田院長は違う。とにかく患者さんの筋肉を触って、一にも二にもひたすら筋肉をほぐす。「筋肉が硬ければ硬いほど燃えますね。治療時間もベースはありますが、硬い部分がなくなるまでが制限時間のようなものです」と言って笑う。目の前に凝りがある限り、岡田院長はほぐし続ける。だから1回で筋肉が柔らかくなって痛みが取れる。通わせない整体院たる所以である。この漁師さんは通常より重症だったために回数はかかったが、無事に治って手術の必要もなくなり、漁に出たところ、見事、輝をゲットしたそうだ。

腰痛はあなたが頑張ってきた証です！

みなさん、腰痛っていうと悪者にしがちですよね。仕事で腰を悪くしたり、子育てや家事をしてヘルニアになってしまう……。でも、私は「腰痛ってあなたが頑張ってきた証なんですよ」と言いたいですね。大きな赤ちゃんを抱っこしているお母さんなんて、普通に考えてすごいことしてるんですよ。みなさん、〝私、大したことしてないですよ〟って思ってるんですけど、実はすごいことしてるんです。だから腰に無理がくるんです。私は腰痛を暗く考えないで、もっと前向きにとらえてもらいたいし、そんな腰痛に苦しんでいる方を痛筋快速メソッド®で解放してあげたいですね。

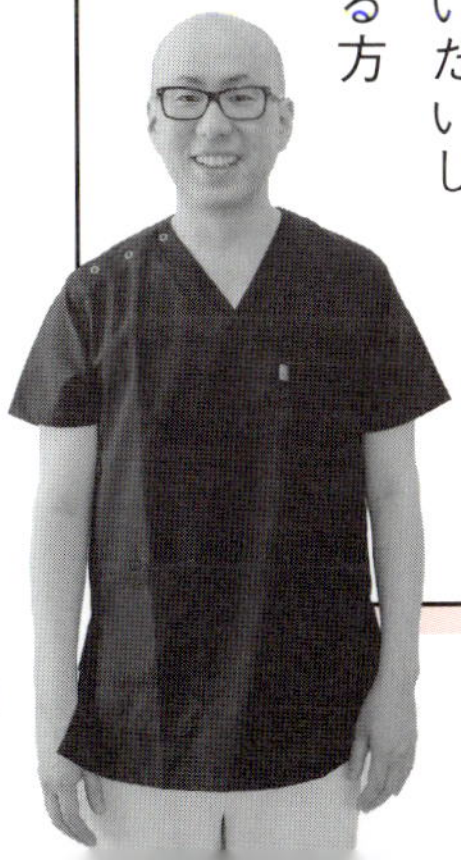

取材後記

２０２４年１月１日に石川県を襲った能登半島地震。岡田院長はその瞬間を、富山のホテルで迎えた。毎年、年末年始はたくさんの本を抱えてホテルにこもって勉強するのが恒例だったからだ。

あまりの揺れに驚いてかほく市の自宅に電話したところ、家も家族も無事で安心したという。

しかし、治療院のほうは無事というわけにはいかなかった。岡田院長はかほく市と金沢市に治療院を２軒構えており、曜日で分けて診療していた。幸い、かほく市の院は物が散乱している程度で無事だったそうだが、金沢にあった西念院は被害が大きく、院内は水浸しになっていた。入居していたビル自体も倒壊の危険があるということで、残念ながら経営を断念せざるを得なかったという。

現在地で再開したのは２０２４年６月のこと。「コロナ禍に借金して内装をきれいにしたばかりなんですけどね……お陰で借金が増えました」と苦笑する岡田院長。それでも患者さんの凝り固まった筋肉、ではなくて喜ぶ顔が見たくて今日も治療を続けている。

（取材・文／萩原）

ACCESS

通わせない整体院
じゅらく

▶所在地（火曜～土曜）

〒921-8002
石川県金沢市玉鉾1-168
松本ビル1F

▶電話番号

050-3749-5469
※月曜はかほく院（石川県かほく市高松ウ58-7　076-281-0909）

おちあい整骨院（栃木県栃木市）

落合よしと院長

ケガをしない・元気に動ける身体づくりとケアで
プロアスリートなど、あらゆるスポーツ愛好者を応援

元気に動ける身体づくりを応援する治療院

ケガのケアや筋肉の使い方を指導

2014年に開業し、今年10周年を迎えたおちあい整骨院。開業以来、地域の患者さんや、スポーツに打ち込む学生・愛好者の身体のケアに力を注いできた。近隣にラグビーや野球をはじめとするさまざまなスポーツの強豪校として知られる國學院大學栃木中学校・高等学校や、県立栃木商業高等学校があることから、部活で活躍する学生の患者さんは多い、と話すのは落合よしと院長。院長自身も野球やサッカーが大好きで、幼少期の夢はスポーツ選手だった。しかし、先天的な心臓疾患を抱えていたため、激しいスポーツは医師から止められてしまう。

「中学・高校時代に精一杯スポーツを楽しむことができず、常に『思いっきり身体を動かしたい！』という気持ちがありました。今、身体が元気な時期にスポーツに打ち込める学生さんを見ていると、応援したい気持ちでいっぱいになります」

その思いを体現するかのように、同院ではスポーツでのケガの対応はもちろん、パフォーマンスを上げるための姿勢矯正、筋肉・身体の使い方などの体幹バランストレーニング指導にも注力。また、独立リーグの「栃木ゴールデンブレーブス」やエイジェック硬式野球部の提携治療院として、長年、選手のケアにも従事している。

いざというときに動ける身体づくり

現在、院長が特に力を注いでいるのが、シニアの身体づくりだ。これは2019年の台風19号での避難所での経験が端緒となったという。

「避難所も浸水し2階へと避難するときに、高齢の方々が介助なしに階段を上がれない姿を目の当たりにして、自分にできることはないかと強く思ったことがはじまりです」

いざというときに高齢者が自分で動ける身体であることは、スムーズな救助とともに、救助にともなう二次被害もなくなる。自然災害大国である日本において、今後も大切な姿勢となるはずだ。

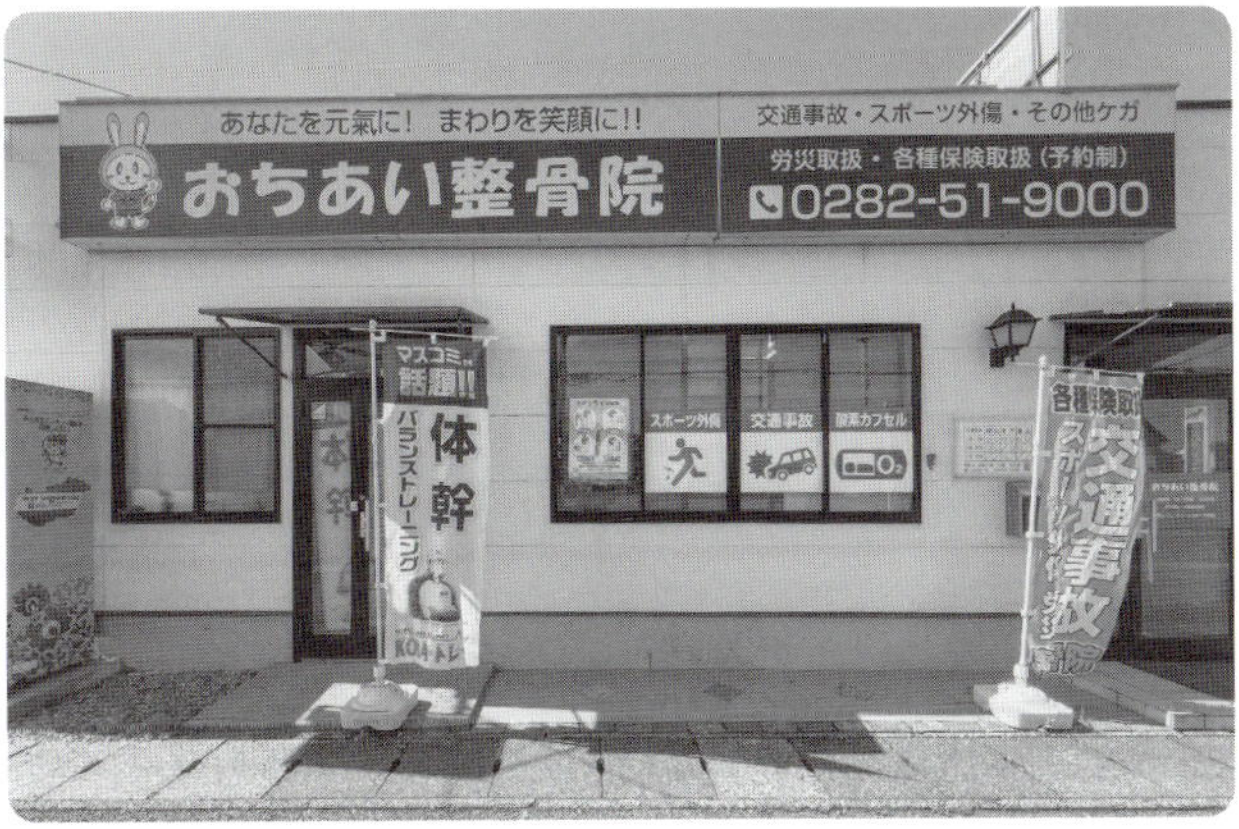

地域の患者さんや近隣中学・高校のスポーツ選手のほか、シニア層の身体のケアにも力を入れる

身体のケアと身体づくりで根本改善

自分の身体の状態の把握からスタート

開業当初は、ケガ治療がメインに行われていたという同院。その後、根本的に大切なのは〝ケガをしない・元気でいられる身体のケアと身体づくり〟という考えのもと、さまざまな治療、指導を続けてきた。元気でいるための身体のケアは、スポーツ選手や、スポーツに打ち込む学生さんだけに限ったことではない。シニア層も加齢とともに身体の動きに制限が出てくるため、ケアは必要になるという。

まず同院が大切にしているのが、自分の身体の状態を自身で把握することだ。来院する患者さんで顕著なのが姿勢の悪さだと院長は指摘する。特にSNSや動画配信などスマホやタブレットを常に見ている学生さんに猫背が多いと落合院長。本人に自覚はないため、写真を撮って理解してもらうが、写真を見ると「えっ!」と驚く人が多いという。姿勢の改善のためのメニューとしては、円背型、前肩型、顔出し型、首なし型の4つのタイプごとに調整する「猫背矯正」を行っている。

体幹バランストレーニング、ハビットコントロールを導入

さらに「体幹バランストレーニング（KOBA☆トレ）」も取り入れる同院。これは子どもからシニア層まで運動能力を問わずできるトレーニング法で、柔軟性・安定性・バランス・連動性の4つの能力を高めていく。これによりケガの防止や日常生活、またスポーツのパフォーマンスを向上させる体幹・体軸という身体の中心部分の筋肉や神経を鍛えるとともに、バランス感覚も強化できるという。

ほかにも立つ・座る・歩くなど日常的な習慣のなかで、正しく身体や筋肉を使い、動かせるように改善させる「ハビットコントロール」も導入。ハビットは習慣や癖を意味するhabitsを指し、悪い習慣を良い習慣に変えるというものだ。

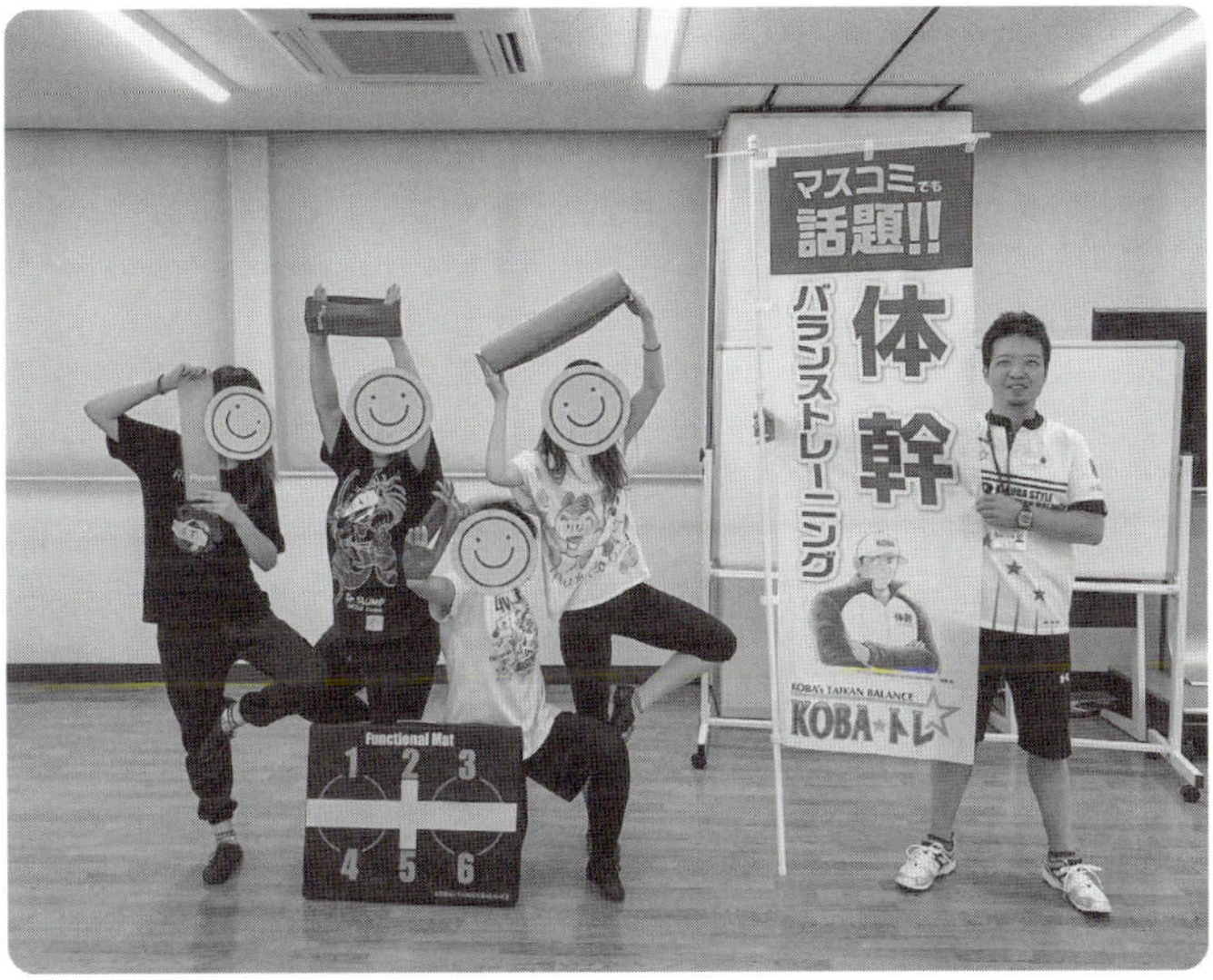

体幹バランストレーニング、ハビットコントロール、猫背矯正などで元気に動ける身体づくりをサポート

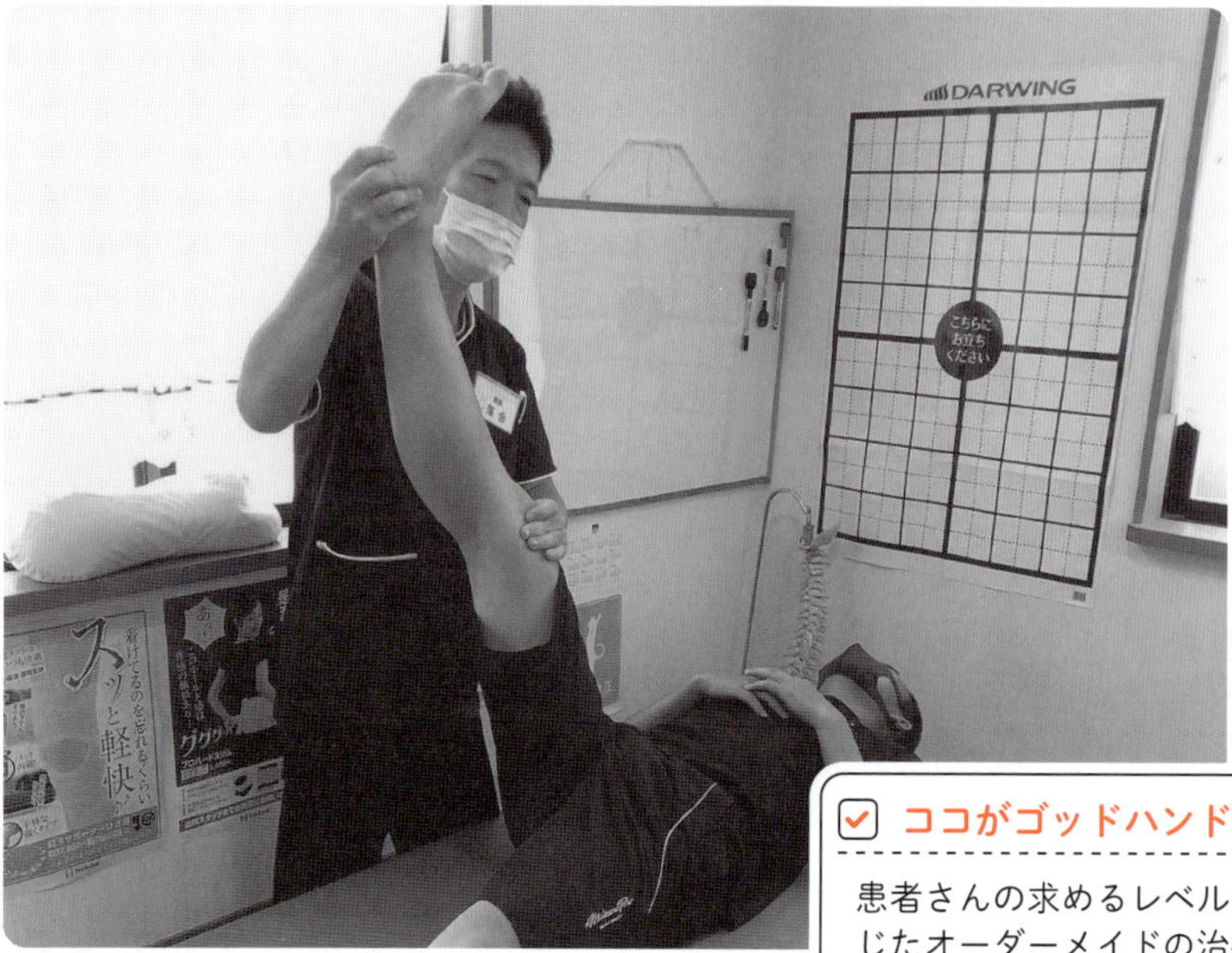

「腰、膝、足を痛めている人の多くがお腹とお尻の筋肉を使えていない」と落合よしと院長

✅ ココがゴッドハンド

患者さんの求めるレベルに応じたオーダーメイドの治療をします！

体幹の弱さはケガの増加、姿勢に影響

「筋肉には身体を支える筋肉でもある体幹（インナーマッスル）とアウターマッスルがあります。初動動作でまず体幹に力が入り、その後、アウターマッスルを使って身体を動かします。また、良い姿勢にも体幹力が必要で、猫背など悪い姿勢は筋肉に力が入りにくく、十分に力を出せません」

と落合院長。つまり、体幹を鍛えて強くすれば身体の中心軸が保持され、体幹が安定することで手や足の動きもスムーズになるということだ。

「一般の人は、特にお腹とお尻の体幹が弱い傾向がありますが、腰、膝、足を痛めている人の多くがやはりお腹とお尻の筋肉を使えていません。お腹やお尻の筋肉は非常に大きな筋肉でもあるため、この筋力を使わないということはパワーを出しづ

らく効率が悪いとも言えます」

各人に応じたオーダーメイドの治療

同院では患者さんのケガを含めた身体の状態、年齢、生活環境、また求めているレベルに応じてオーダーメイドの治療を行う。例えば、スポーツ選手であれば、それぞれの競技でパフォーマンスが上がる身体づくり、シニア層であれば転倒せず、不調のない元気な身体づくりといった具合だ。

ケガや不調の治療については電気・超音波治療、手技療法、さらには酸素カプセルを使うことで、治癒を早め、疲労回復効果も期待できるという。

日常生活やパフォーマンス向上、身体のケアには、前述の猫背矯正、体幹バランストレーニング、ハビットコントロールなどを実施し、個別のトレーニングメニューなども提供している。

年齢で身体づくりを諦めないで！

腰痛を主訴に来院された93歳のおじいさんに猫背矯正を提案し、受けていただいたことがありました。老齢になると骨が変形して戻りづらいこともあるのですが、施術後、その患者さんは非常に元気になられ、「こういういいのがあるのなら、もっと早く言ってもらえばよかった」という言葉をかけてくださいました。多くの方が「この歳だから、今さら姿勢を治しても」と諦めてしまいがちですが、決して遅いということはありません。いざというときに動ける身体づくりは、諦めなければ93歳からでも可能なのです。

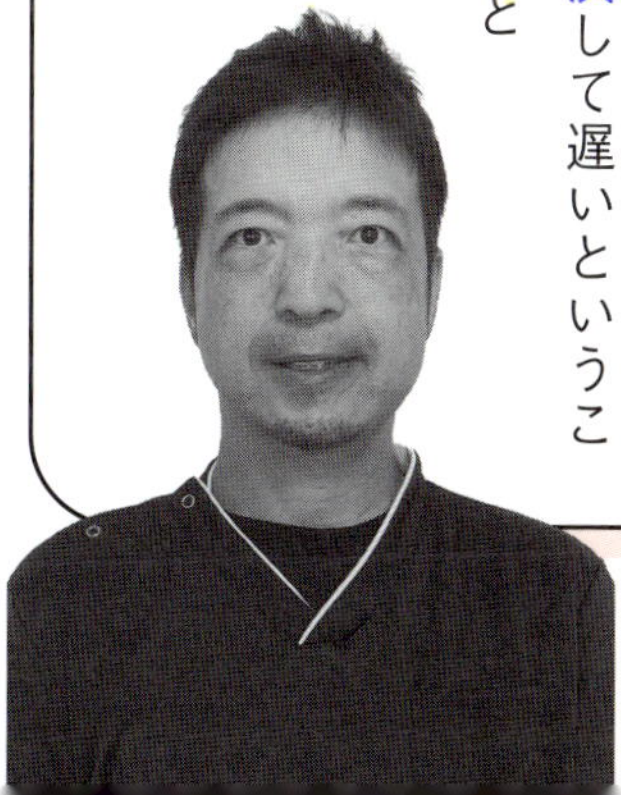

落合よしと院長

取材後記

落合院長のもとに集まる学生のなかには、将来、プロ入りが期待される逸材もいるという。院内の壁には、治療を受けた学生さんから毎年送られる卒業時の感謝の寄せ書きや写真が、所狭しと飾られていた。「私がケガや身体のケアをした栃木の学生さんがオリンピックやプロの世界、そして海外に羽ばたく姿を見たいですね」と笑顔で語る姿からは、学生の患者さんとの間に築き上げたまるで親子のような関係性・絆が垣間見えた。

また、地域貢献の一環として、FMラジオ番組の出演や、シニア向けの健康講座なども開催。「消防関係者とともに開催した講座では、いざというときに高齢者には自分の足で動ける身体、若い人にはそんな高齢者を助けられる体力を身に着けてほしい、とお願いしました」と語る。そして、「『俺はいいから、もう逃げろ』と言われても、家族や身内を目の前にしたとき、心の傷を負わずにそれができる人は少ない」という言葉が印象的だった。

栃木駅から徒歩10分。栃木駅からバスも出ており、「商工会議所」下車、徒歩3分。

(取材・文/松岡)

ACCESS

おちあい整骨院

▶所在地

〒328-0053
栃木県栃木市片柳町2-3-46

▶電話番号

0282-51-9000

杉本治療院（神奈川県横須賀市）

杉本憲一院長

高度な技術と経穴・経絡、トリガーポイントを駆使

深いコリまで取り除き不調を改善する指圧のプロ

的確な指圧治療で、さまざまな不調を改善する

日本発祥の手技療法「指圧」

日本の伝統的な手技療法である指圧を中心に治療を行う杉本治療院の杉本憲一《すぎもとけんいち》院長。指圧は日本の伝統的な手技療法で、あん摩マッサージ指圧師は国家資格となる。近年は柔道整復師が行う徒手療法や整体などが主流で、指圧を前面に押し出す治療院は多くはない。そこに杉本院長の指圧の治療技術や効果に対する自信がうかがえる。

「中国から伝わってきた按摩と西洋のカイロプラクティックやオステオパシーなどの整体療法をベースに、医術を目的とした手技療法として日本で生まれたのが『指圧』です。戦後、ＧＨＱの占領下のもと、約３００種あった治療法のなかで、病気に対する治療効果に科学的根拠があるとして認められた治療法が、唯一『指圧療法』でした」と指圧の歴史とその正当性を説明する。

また、指圧は慰安的マッサージと混同される傾向が強いのも否めない。しかし、指圧は、手技の技術力や、的確な治療法の知識があるかどうかによって、その効果には大きな差が出るのだという。

一般的な不調にも現れる随伴症状

同院の患者さんは、40~70代が中心で、特に50代が多いという。患者さんの主訴としては、肩こり、腰痛、神経痛と一般的なものが多い。ただ、来院時は、これらの一般的な不調を訴える患者さんであっても、診察をしていくと、内科的なもの、ストレス、自律神経系などを起因とする精神的不調など、さまざまな随伴症状が発出しているケースも増えていると杉本院長は語る。

同院の指圧は、東洋医学的なアプローチの経絡治療や、刺激に対する感受性が高まっている過敏点であるトリガーポイントを駆使して行われる。そのほか、患者さんの症状や年齢、状態に合わせて、鍼灸治療や骨盤調整、按腹療法も行う。また、リハビリ治療には促通反復療法（川平法）なども取り入れている。

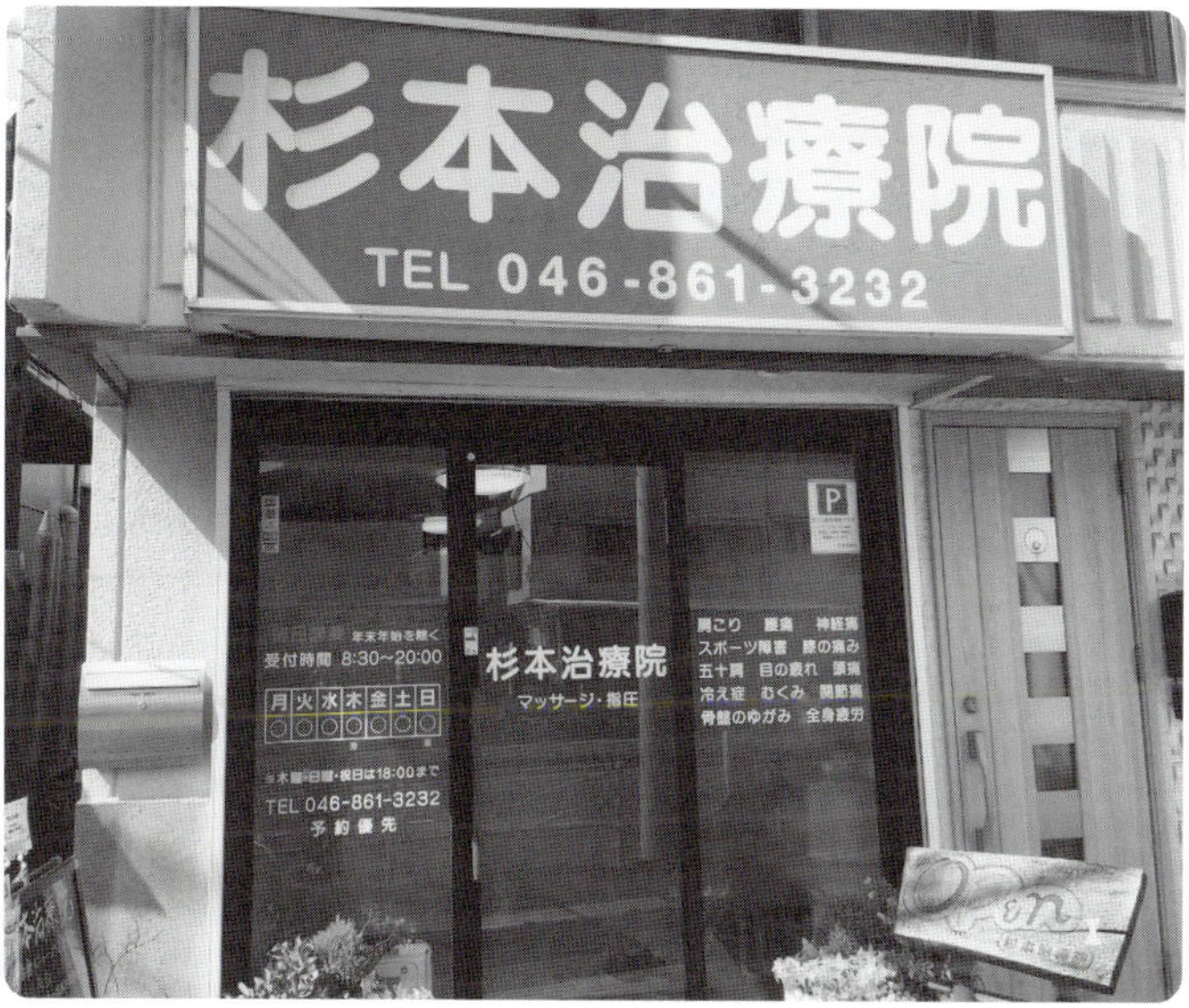

生まれ育った横須賀で18年。地元の患者さんからの信頼も厚い杉本治療院

根本的な原因である深いコリを見極める

経穴・トリガーポイントの両方を駆使

指圧の最大の特徴といえるのが「安定持続圧」だ。これは、症状を改善する効果のある経穴やトリガーポイントに対して、垂直に入れた圧をピタリと止めて圧を安定させるという技法だ。

また、一般的に経穴あるいはトリガーポイントのどちらかで指圧治療にあたる治療院が多い。症状に合わせて経穴、トリガーポイントの双方を使い分けた指圧を行う点も同院の強みと言えるだろう。

「2秒以上ピタリと止めるこの手技によって、圧は身体の深くまで浸透して〝響き〟と呼ばれる治療反応が起こります。すると副交感神経が優位になっていき、症状は改善していきます」

筋肉・神経・骨格も指圧マッサージとして重視しているが、経穴・経絡といった東洋医学的に診察したうえで指圧をすることで、さらによい効果を得られるという。例えば、首の寝違えに直接関係があると思われる周辺の筋肉をマッサージしても改善しない患者さんに、手の経穴一点を指圧するだけで劇的な改善を見せることもあるという。

「もちろん一人ひとりの患者さんに合った治療法

をその都度、見極めて提供します。ただ、病院に通っても症状が緩和されないという患者さんは、経穴やトリガーポイントへの指圧を行うことで改善されるケースは多いと感じています」

深い部分のコリまで浸透する指圧治療

触ればわかる表面的なコリはもちろんだが、深部に隠れている症状の根っこ部分であるコリ、東洋医学的に言えば〝虚〟のコリを見極めることが重要だと杉本院長。そこに適圧、正しい角度で治療効果の高い秒数、持続圧ができるか、これが指圧師の技量を明確に分ける。

「虚のコリへの適切な指圧治療は、深部まで圧が浸透していくことで、根が深い症状、複雑な症状にも対応します。また、刺激が強過ぎる指圧は逆効果です。『心地よい圧』の指圧が基本ですね」

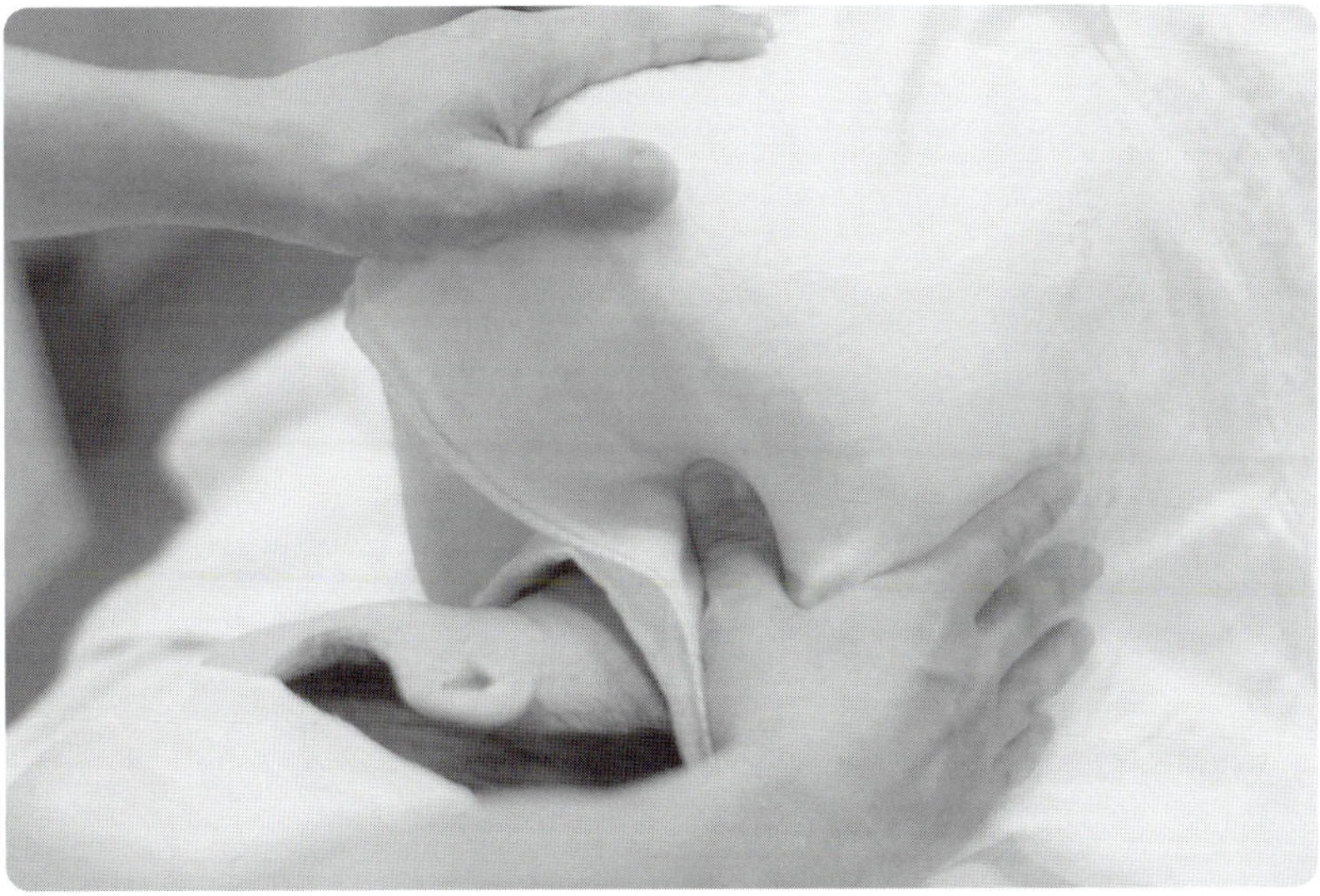

適切な指圧治療は、深部まで圧が浸透していくことで、根が深い症状、複雑な症状にも対応する

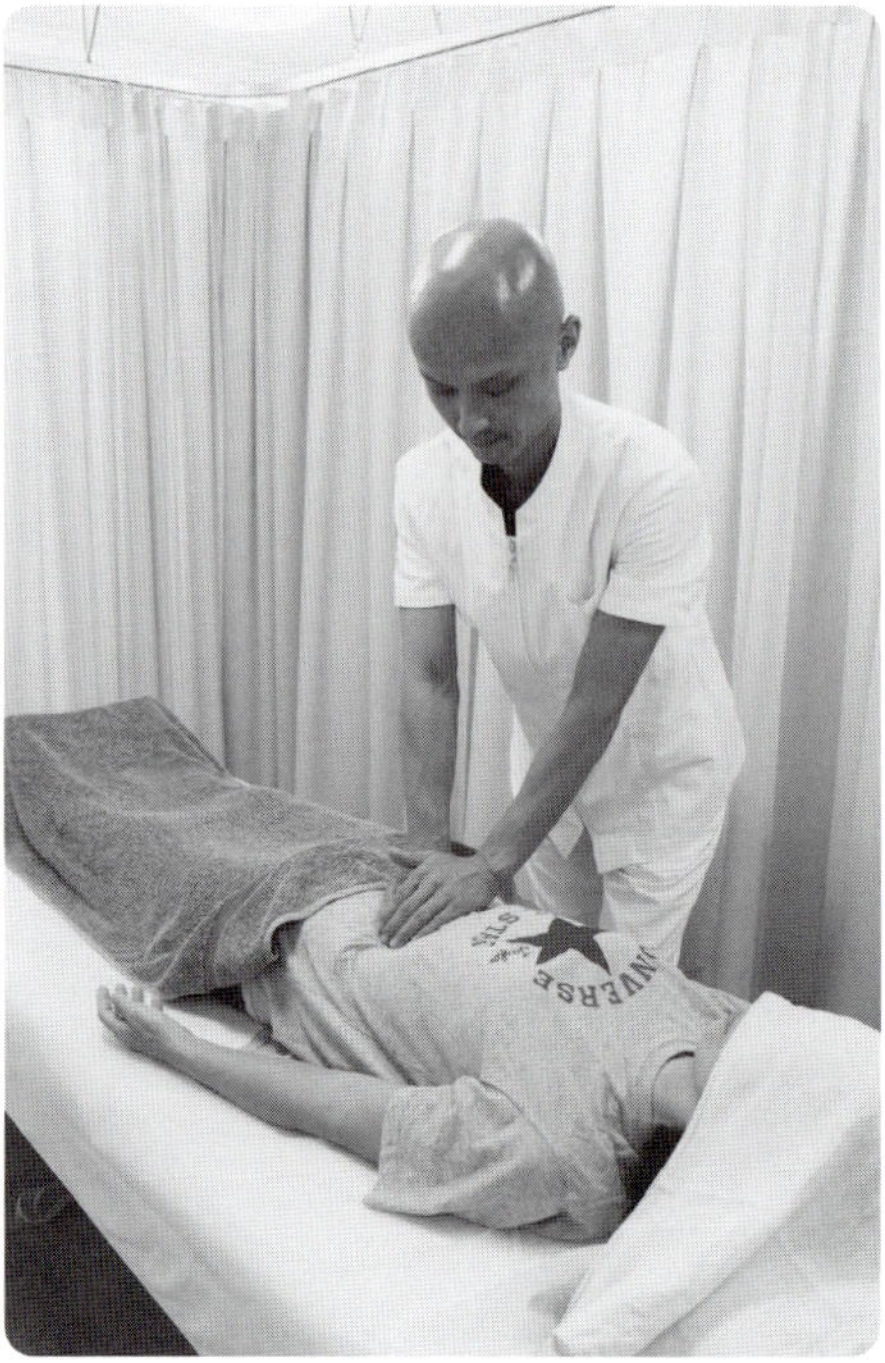

『お腹に症状の根っこがある』という東洋医学の考えから腹部を触る「腹診」を重視する

ココがゴッドハンド

深部まで圧を浸透させ、根が深い症状、複雑な症状にも対応します！

問診、触診、動診で症状を精査する

実際の同院の治療の流れを見ていこう。杉本院長は、患者さんの話を聞く「問診」を大切にしている。そのうえで、患者さんの主訴に合わせて、例えば首肩こりであれば、「触診」で患部を見て、影響を与えている経絡・経穴、あるいはトリガーポイントがどこにあるのかを判断していく。その後、患者さんにどの動きで痛みや不調を感じるのかを確認する「動診」を行い、異常のある経絡・経穴、トリガーポイントを精査する。また、必要があれば、整形外科でも行われる徒手での検査で神経の圧迫、脈の減弱なども確認。さらにお腹の触診を行い、五臓六腑の弱りや病変経絡を見立てていくこともあるという。これらがすべて完了したあとに、ようやく実際の指圧を中心とした手技治療となる。

腹部への指圧が心の領域の不調を改善

東洋医学の考えでは『お腹に症状の根っこがある』と言われるという。このため腹部を触る「腹診」を重視するのも同院の特徴のひとつだろう。

「筋肉の動きはそれぞれ内臓に対応しているため、お腹のどこかに違和感があれば、それは身体のどこかにつながっています。そのため、表面的なことだけではなく、気の動きを診ることが大切になってくるのです」

また、腸と脳が密接に影響し合うという「脳腸相関」も知られるようになってきた。実際にパニック障害、不眠症、自律神経の乱れなど、心の領域に関連する不調は、腹部の指圧が最も効果が高かったと杉本院長は振り返る。

指圧の素晴らしさをもっと広めたい!

今後、取り組みたいのが、指圧の素晴らしさを広め、技術を後世に残すことです。どうしても慰安マッサージと混同されやすく、正しい技術を持つ指圧師も少ない現状もあります。ある患者さんは他県へ引っ越しをされたのですが、『近所で指圧を受けたが効かない』と再び3カ月に1回、当院へと通院されています。指圧の技術を後進に伝える必要性も感じ、『指圧塾』という講習会も開催中です。不調が改善せず病院巡りをしていた方が指圧で寛解するなど、指圧の力は思っている以上の効果があることをぜひ知ってほしいですね。

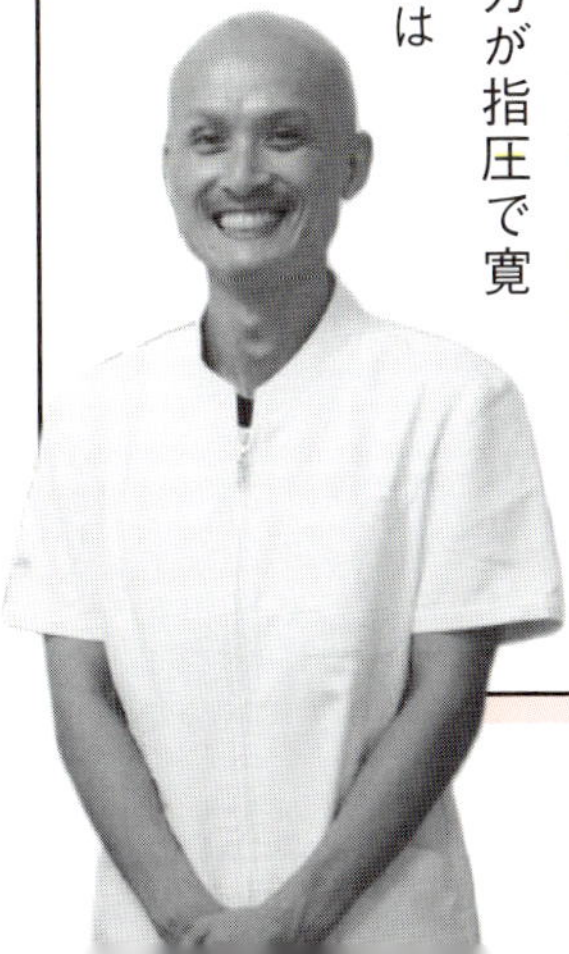

杉本憲一院長

取材後記

2006年の開業以来、生まれ育った横須賀で地元住民に愛されている杉本治療院。坊主頭と穏やかな姿が印象的な杉本院長だが、その指圧に対する熱い思いが取材中にも伝わってきた。身体のメンテナンスのみならず、内臓やメンタルの不調に対しても指圧で対応できると力強く語る。

修業時代には整形外科のリハビリマッサージに従事した経験もあり、医学的な知見も持っている院長。日々の勉強は欠かさず、各治療法の大家と言われる治療家の勉強会にも積極的に足を運んできた。現在は、新たに鍼灸の勉強にも取り組んでいるという。

また、「地域のためになりたい」という地元への感謝の思いも強く、シニア層向けに筋肉や関節の正しい動かし方を指導するストレッチ教室やスポーツ少年少女を対象にした教室も開催するなど地元愛にあふれる治療家だ。

同院へは、京浜急行線「京急田浦」駅より徒歩5分、京浜急行バスの「船越」、あるいは「東芝前」より徒歩数分。

（取材・文／松岡）

ACCESS

杉本治療院

▶所在地

〒237-0076
神奈川県横須賀市船越町
1-54

▶電話番号

046-861-3232

痛み専門　鈴木接骨院（東京都江戸川区）

鈴木祐爾院長

痛みに対する研究を重ね、迅速な除痛に最大限の注力
どこに通っても改善しなかった患者さんの〝最後の砦〟

90％の除痛と緩和を誇る〝痛み〟専門治療院

身体の痛みをできるだけ早くなくすことを一番に考えた施術

接骨院にはさまざまなタイプがあるが、鈴木接骨院は〝痛み専門〟の治療院だ。

「接骨院として、痛みに対しての研究を重ね、真の治療および迅速な除痛のための治療に最大限の力を注いでいます」

と語るのは鈴木祐爾《すずきゆうじ》院長。修業時代には、病院に勤務し西洋医学の知識、治療についても学んだ。病院勤務の経験は、西洋医学の偉大さとともに、

「もっと、その場で除痛する方法はないものか」と考える端緒となったという。そして、「痛み専門の治療院を作りたい」との強い思いから1991年に同院を開業。以来、33年にわたり現在の江戸川の地で地域の患者さんの痛みと向き合い続ける。近年においては、その評判を聞きつけた「どこの病院や治療院に通っても改善しない」という身体の痛みや不調に悩む患者さんが来院している。

アットホームな雰囲気の同院では、院長とともに院長の御子息でもある若先生こと祐輝《ゆうき》先生と二

人三脚で治療にあたっている。

経絡療法と身体のゆがみ矯正が治療のメイン

「治してなんぼ」――そんな職人気質の治療を続けていると語る鈴木院長。開業後数年は「痛み専門」の看板を掲げるほどの実力はなく、様々な学会に参加し、痛みを取り除くにはどうしたらいいのかを模索する毎日だった。その研究成果が次第に表れ、開業当時は50％くらいの除痛実績だったが、10年の間に90％になり、ある程度自信がつき、看板に「痛み専門」と掲げたという。

痛み専門の治療院だが、いきなり痛みのある部位を触るわけではない。同院では、西洋医学・東洋医学にこだわらず幅広い治療法を取り入れるという。なかでも、治療のメインとしているのが、経絡療法と身体や関節のゆがみ矯正で、この二つが痛みをなくす重要な治療と考えている。

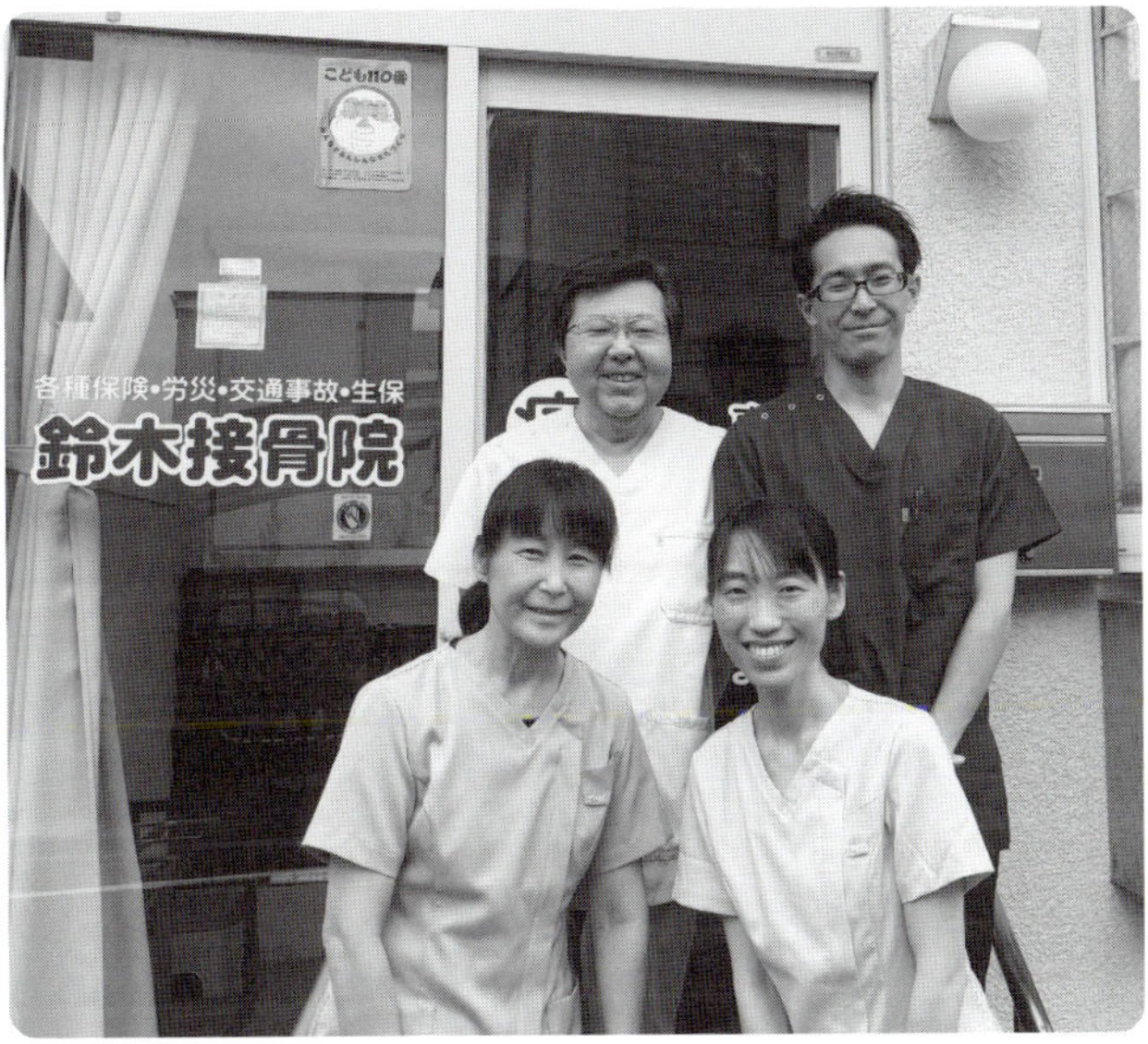

鈴木祐爾院長（左奥）、若先生こと祐輝先生（右奥）、スタッフの皆さん

素早く精度の高い診断で痛みの原因を見極める

身体や関節のゆがみ・ズレ、経絡の乱れを最初に整える

「すべての痛みは身体や関節のゆがみ・ズレ、そして経絡の乱れが原因となっている」という考えのもと、まずは患者さんの身体の状態を把握していくことが大切だという。身体や関節のゆがみ・ズレは腰痛をはじめさまざまな部位の痛みに影響している。このため同院では、特に骨盤のゆがみ・ズレを重視し、そのほか左右の肩の位置のズレも確認していく。腰痛持ちの筆者も院長に診察してもらうと、「こんなに!?」と驚くほど左右の腰、肩の高さが異なっていた。

さらに東洋医学に基づいた経絡エネルギーの調整も重視する。経絡とは身体を動かすための微弱な電気エネルギーのこと。身体の痛みや不調は、身体のなかに流れている経絡エネルギーの乱れが原因すると考えられているという。身体に流れている経絡のアンバランスな状態を正しく整えていくことで、体内の生命力・自然治癒力を高め、痛みを和らげる。つまり、痛みの患部だけではなく身体中に巡る経絡に注目し、その関連性も見つけ

出していくというわけだ。何より、鈴木院長の33年の治療の経験から、身体や関節のゆがみ・ズレ、経絡の乱れを正さずに痛い部分を治療しても、なかなか除痛効果が得られないと語ってくれた。

視診のみで精度の高い診断を導き出す

鈴木院長のすごさは、患者さんの身体の状態を注意深い視診のみで、精度の高い診断を瞬時に導き出す点だろう。もちろん椅子に座っていられる状態なのかといった現状のほか痛みの既往歴や負傷したときの状況、病院や他院で治療した場合はそこでの様子などの基本的な問診はする。しかし、大部分は、診察室に入るまでの患者さんの歩き方や姿勢を視診することで原因を考察できるという。院長の手技のすごさは、この精度の高い診断力が大きく起因しているようだ。

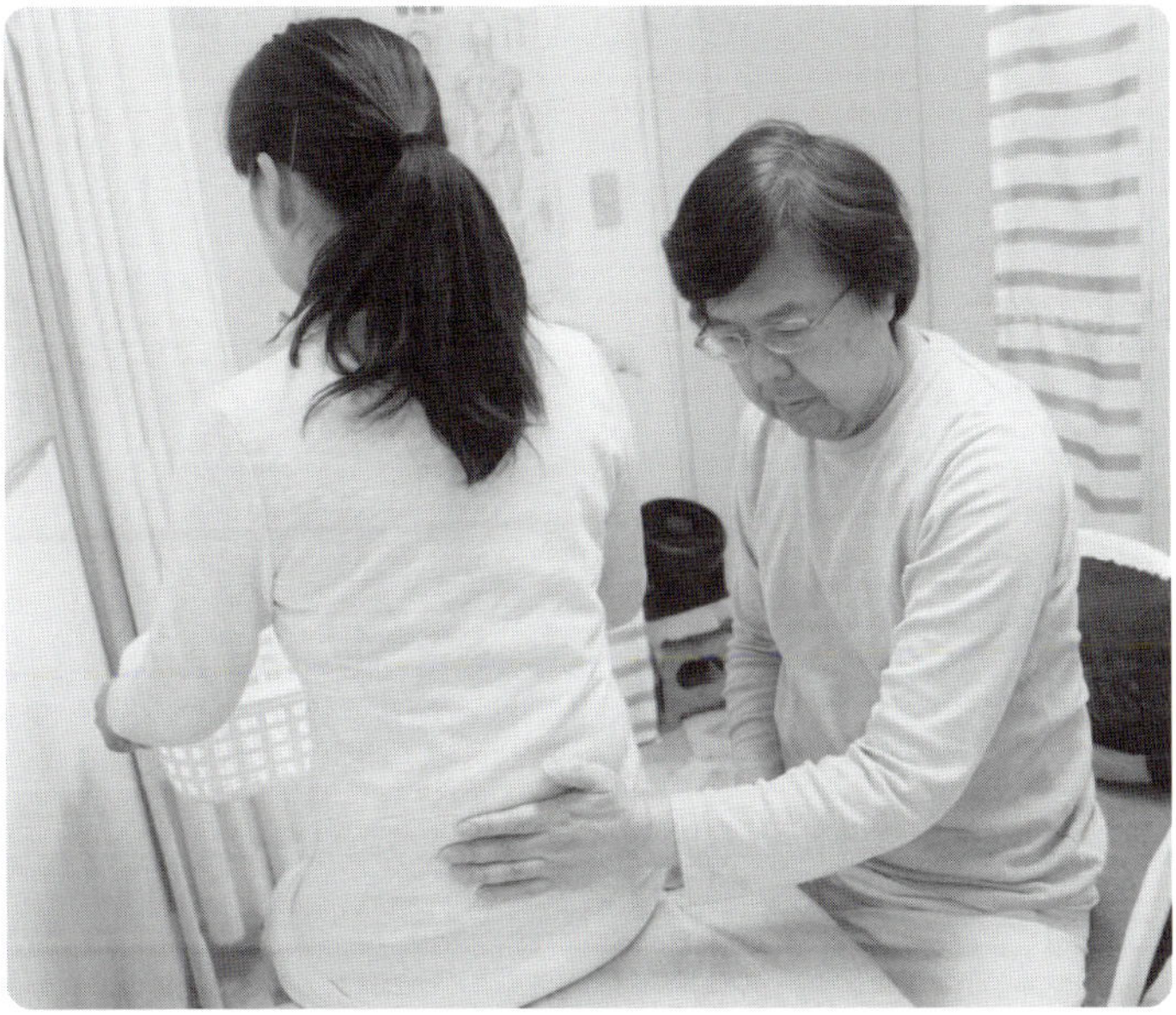

その場で痛みをできる限り軽減する手技で、患者さんのつらさを和らげる

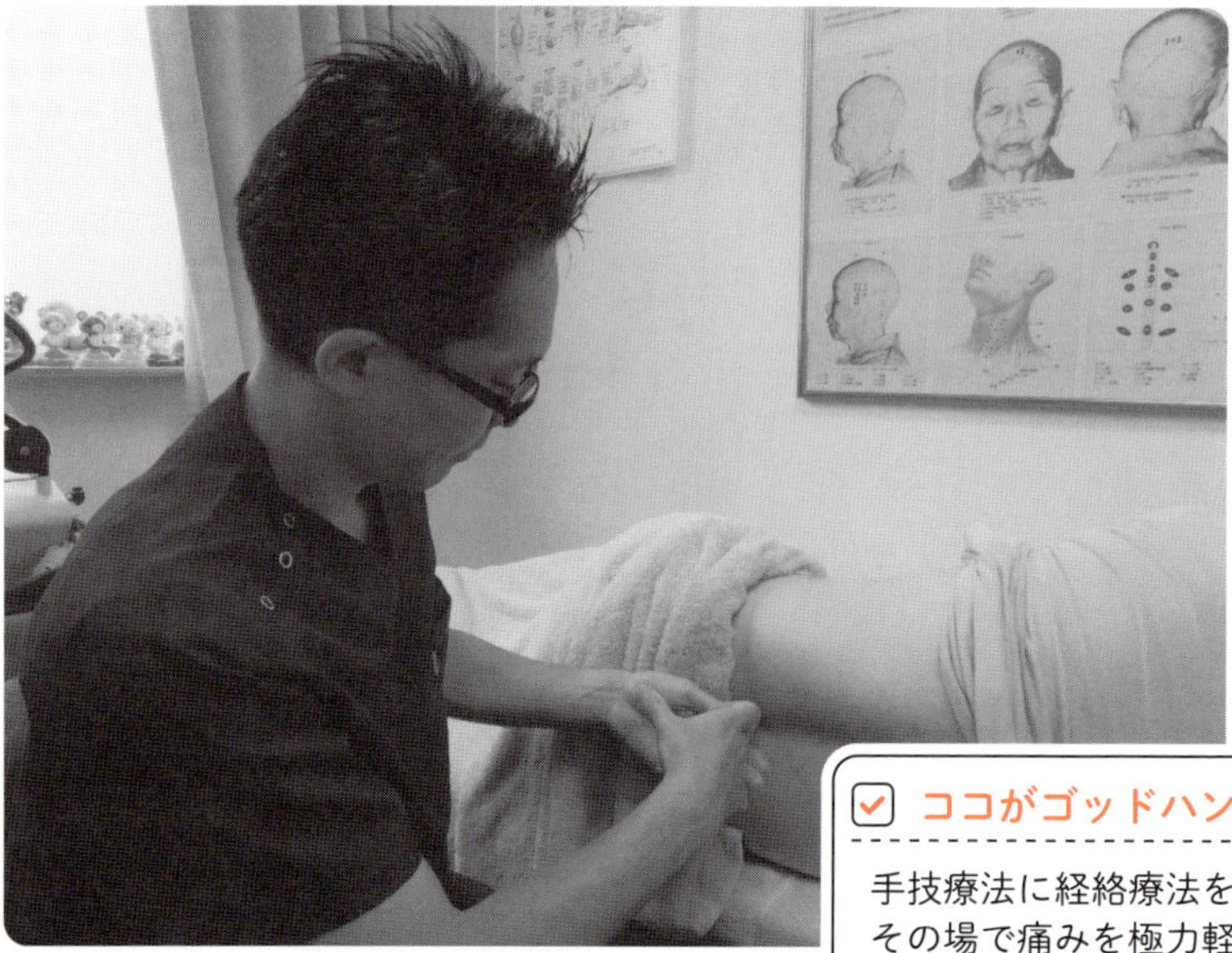

腰部および下肢の痛み、
しびれを緩和する若先生

ココがゴッドハンド

手技療法に経絡療法を加え、その場で痛みを極力軽減します！

ゆがみやズレを正す手技・経絡療法

同院の治療は主に、身体や関節のゆがみ・ズレを正す手技療法をメインに経絡療法をプラスした形で治療が進められる。来院する患者さんは一人ひとり痛みの状態や状況が異なる。鈴木院長はこれらを把握したうえで、ゆがみ・ズレの部位を瞬時に見極め、適切な施術を施していく。

「本院では、気持ちのいい手技ではなく、痛み軽減の法則を用いて、その場で痛みを極力軽減できる手技に注力しています」

と鈴木院長。また、経絡療法においては、鍼や灸を使う直接的な治療は行わず、それらを使用するのと同等の効果が得られる治療法だという。

「経絡療法を施した患者さんは、その場で痛みが激減することも多いですよ」

手術以外ないと言われた膝軟骨がほぼない患者さんの痛みを軽減

鈴木院長のもとを訪れる患者さんのなかには、重篤な症状で苦しむ人も多い。変形性膝関節症に関連する捻挫の強い痛みで歩行が困難になったAさんは、膝関節の軟骨がほぼない状態だった。医療機関では手術以外ないと告げられたが、なんとか手術を回避したいと来院した。また、産後に腰から下肢に強い痛みが強く出て、日を追うごとに背部まで痛みが広がり、ほぼ寝たきりの状態というBさん。さまざまな医療機関や治療院では改善が見られず最終的には授乳も困難になったという。

「どちらの患者さんも、本院で治療をしたところ、その場で痛みがなくなり、歩行もできるようになりました」と鈴木院長は嬉しそうに振り返った。

どんなに重篤な痛みでも諦めないで！

数は少なくなりましたが、今でも痛みを改善できないケースには、元来の職人気質でやはり悔しさが残ります。ですから今でも日々探究し続け、当院は半年で施術技術も向上しています。半年前はダメでも半年後には除痛できるケースもあるのです。除痛可能なものであれば、私は決して諦めません。ですから、患者さんにも痛みを諦めないでほしいと思います。今後は、ストレス社会で増えている脳で痛みを感じてしまうような別の場所が原因の痛みにも取り組み、患者さんに痛みのない生活を送ってもらいたいと思います。

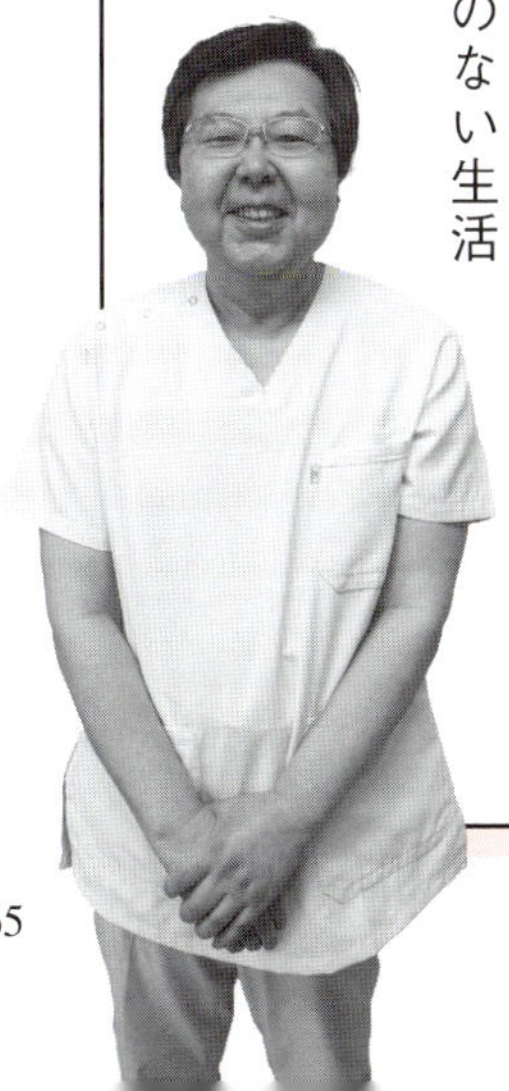

取材後記

三世代にわたり通う患者さんもいるという地域密着型の鈴木接骨院は、東京下町の古き良き時代の温かな雰囲気が漂う治療院だ。患者さんに寄り添うにこやかで温和な印象の鈴木院長だが、取材を進めるうちに、院長が自認する〝痛みの職人〟という肩書がピッタリだと実感した。

〝痛み専門〟と看板を掲げる院長は、看板に偽りなしと、現在でも研鑽を積み、すべての痛みに対して除痛できる治療を目ざしている。その姿からは、痛みに対する真摯な姿勢と患者さんに対する責任を背負う気概がみてとれた。

今後は、つらい痛みを取り除くだけでなく、ケガを未然に防ぐための、「ケガゼロプロジェクト」を導入する。理学療法士でもある院長の御子息である祐輝先生を中心にケガを予測できるフィジカルチェック診断も行うほか、スポーツの分野での外傷予防にも力を注ぐという。

亀有、小岩、一之江、葛西の各駅から京成バスで「大杉第二小学校前」、篠崎駅からは都バスで「西一之江二丁目」下車、徒歩5分。

（取材・文／松岡）

ACCESS

痛み専門
鈴木接骨院

▶所在地

〒132-0022
東京都江戸川区大杉5-1-19-101

▶電話番号

03-5607-4183

ココから Body Conditioning（群馬県佐波郡）

千代田直之院長

次世代のコンディショニング法「タウトニング」

関節を調整し、自身でメンテナンス可能な身体を作る

従来の常識を覆す「タウトニング」で不調を改善

理学療法士の経歴をもつ院長が施術

住宅街の一角に建つ、ココから Body Conditioningは、「タウトニング」という次世代のコンディショニング法を取り入れ、身体のゆがみや、さまざまな不調を改善する治療院だ。千《ち》代《よ》田《だ》直之《なおゆき》院長は、医療的リハビリテーションの専門職である理学療法士の国家資格を持ち、病院や高齢者施設、放課後等デイサービスなどで理学療法士として長年、患者さんのリハビリに従事してきた。その後、2022年に藤岡市で独立開業し、2024年に現在の地へと移転する。

患者さんは、小学生から高齢者まで幅広く、首こり、肩こり、腰痛など一般的な主訴とするケースが多い。そのほか、アスリートをはじめとするスポーツ愛好者、部活動をしている学生さんが身体のメンテナンスで訪れているという。

何度も施術を受けずにすむ身体づくり

千代田院長は、理学療法士としての知見や経験を活かし、患者さんが何度も施術を受けずにすむ身体づくりを提案している。同院が力を入れるタ

ウトニングは聞きなれない言葉だが、

「タウトニングのタウトは、ピンと張る、緊張などを意味するTautを語源として、英語表記ではTauteningとなります。関節と皮ふ、筋肉をピンと張るところまで動かすように調整することで、無理のない自然な動き、そして身体が持つ本来の力を効率よく出せる身体へと導いてくれます」

と千代田院長は説明する。また、不調の要因はさまざまあるが、一番の原因、キーポイントとなるのが〝関節〟だと指摘する。そしてこの関節の動きをよくすることがタウトニングの基本でもあるのだ。また、何度も施術を受けずにすむのもタウトニングの大きな魅力のひとつだ。

「タウトニングで関節を調整し、本来の身体の状態に戻した後は、施術を受けることなく自宅でのセルフメンテナンスも可能です」

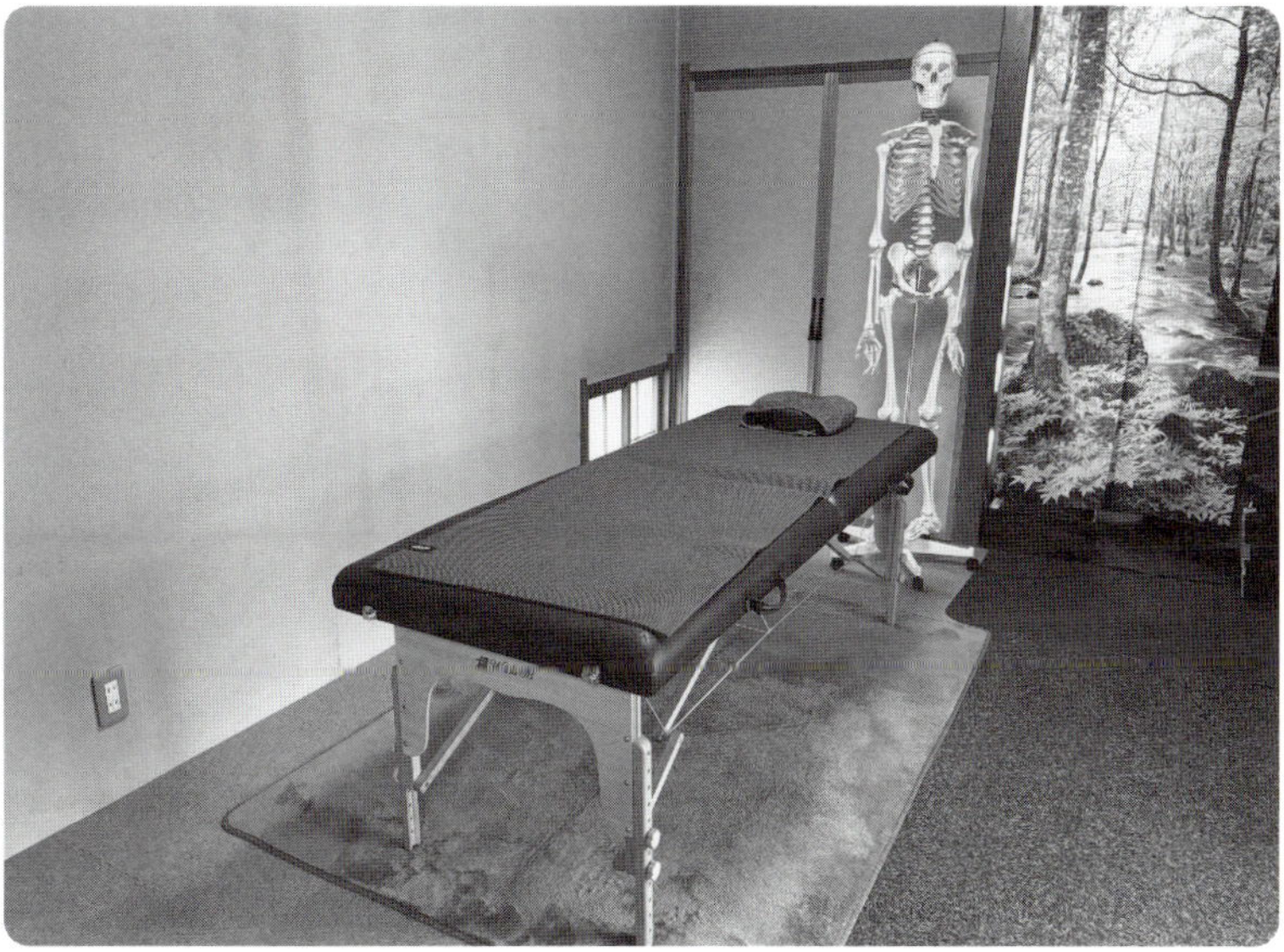

住宅街にある治療院。完全予約制でじっくりゆったりと施術を受けることができる

痛みもなく安全にできる「タウトニーング」

関節液を適量分泌させ動きを正常に

肩こり、首こりなどの不調を訴える人の場合、その大部分は、こりや痛みがある部位の周辺には原因はない。例えば、肩こりは、足首の関節などが原因となっている場合もあると千代田院長。

それでは、なぜ関節が原因になるのかといえば、関節内にある関節液の枯渇が根本原因のケースが散見されるという。関節内で潤滑油のような役割をする関節液は、関節が動く際、関節軟骨の表面の摩擦を軽減するのに重要な役割を果たし、関節の磨耗を防ぐと考えられている。そして、タウトニーングの基本となる関節の調整は、関節内にある関節液の適量分泌を促す効果が期待されている。

「工業製品のように外から油をさすわけにはいきませんので、身体の構造・仕組みに準じた動き方や力加減、動かす方向などを利用して関節液という油を出してなじませる方法がタウトニーングです」

また、関節液は多ければいいというわけではないが、タウトニーングは、一カ所3秒で程よい適量を分泌させることができるのだという。

ストレッチは逆効果という新常識

千代田院長によるとストレッチは筋繊維を傷めるため身体の健康には逆効果なのだという。タウトニングは、たわんだ状態からシワが伸びて何でもない状態まで持っていく。しかし、ストレッチは、シワが伸びて何でもない状態からさらに伸ばすことになる。服の繊維と同じように、筋肉も細い筋繊維の集合体であり、ストレッチは繊維を傷つけてしまうことにつながり、運動能力が低下するという結果を引き起こす。これは、多くの研究からも証明されている事実だという。特にスポーツのウォーミングアップ時のストレッチはパフォーマンスを下げるのだ。

「タウトニングによる関節の調整で、燃費よく力を出したり、疲れずに身体を動かすことが可能になるため、運動のパフォーマンスだけでなく、日常生活において疲れにくい身体になっていきます」

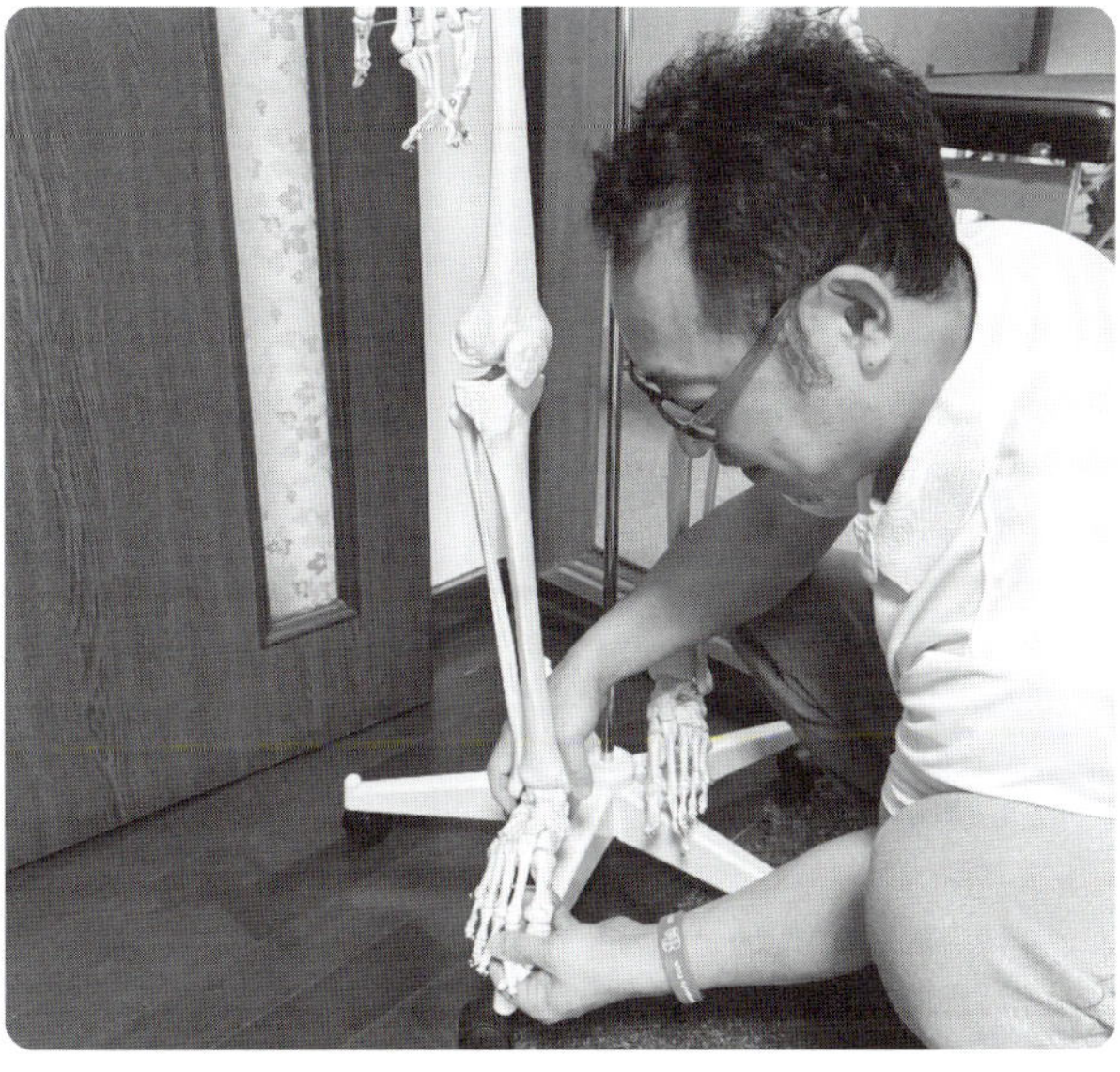

タウトニングが重視する関節。「身体の土台である足には数多くの関節がある」と千代田直之院長

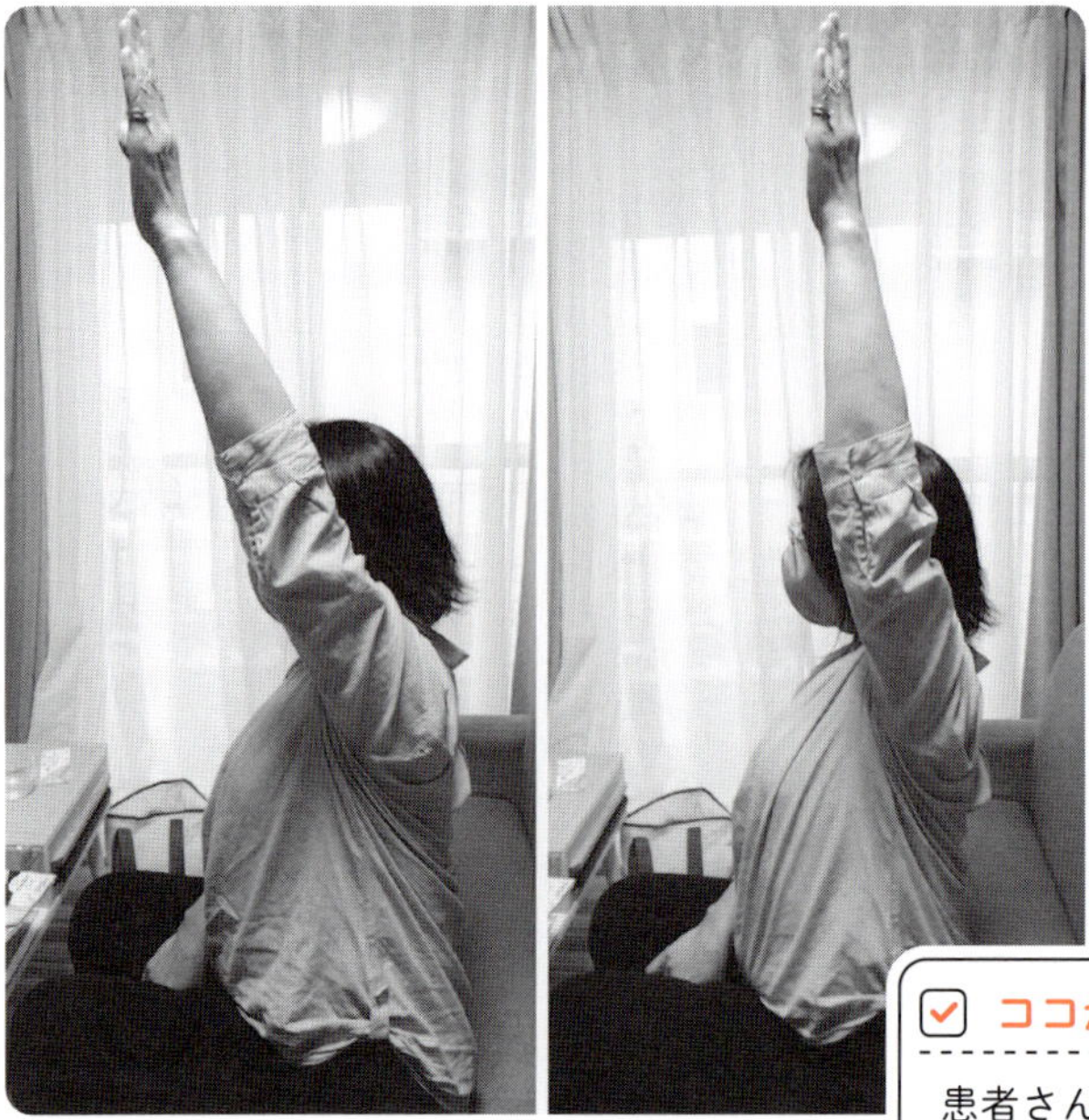

タウトニングの施術前（左）と施術後（右）。
施術を受けたその場で変化を実感できる

ココがゴッドハンド

患者さん個々に合わせた理学療法士の的確な診断と施術

可動域と筋出力がその場で変化する

タウトニングでは首から足先まで骨と骨との繋ぎ目はすべてが治療対象箇所となる。背骨はもちろん、肋骨が連結する関節も重要だ。

タウトニングの大きな特徴のひとつは施術したその場で、可動域と筋出力が変わる点が挙げられる。筆者も施術を体験させてもらった。施術自体は数秒で、痛みなどまったくないが、ミリ単位の調節が行われた。ただ「これで変わるの？」と疑心暗鬼だったが、施術前より明らかに可動域は広がり、力が入りやすくなるのを実感した。千代田院長によると逆方向に施術すると悪くすることも簡単にできてしまうという。つまり、タウトニングの正しい知識が必要であり、患者さんの主訴がどの関節が影響しているのかの確実な見立て、診察ができるかどうか、施術者の力が問われるわけだ。

タウトニング体操の普及を目指す

そのほか、千代田院長は自身が考案した3分ほどで誰にでも行えるタウトニング体操（リセット体操）の普及活動にも力を注ぐ。タウトニングの施術後に姿勢や生活習慣で施術前の状態に戻りはじめた際に行うことで〝0〟の状態に戻せるため、効果を持続できるものだ。

また、同院で行なっているインソールの製作もタウトニングのひとつだ。

「足周辺には多数の関節があり、身体の土台。ここがゆがむと、全身に悪影響が出るため非常に大切です。インソールは、意識せず足の関節を正しい位置に保つことができますし、一般の靴はもちろんですが、ハイヒールにも対応しています」

ラジオ体操の代わりにタウトニング体操を

まだまだ認知度が低いタウトニングですが、患者さんにはとても喜ばれています。身体のゆがみを自分で把握するのはなかなか難しいものです。タウトニングは一度施術を受ければ、その後は自分でもできるコンディショニング法です。自分で健康を育みたい、根本から健康になりたいという人にぜひ足を運んでもらいたいですね。また、タウトニング体操は子どもから高齢者まで、安全に、座ったままでもできるものです。学校や職場などで、ラジオ体操の代わりになればいいですね。まずはネットを使って指導できるような体制を構築中です。

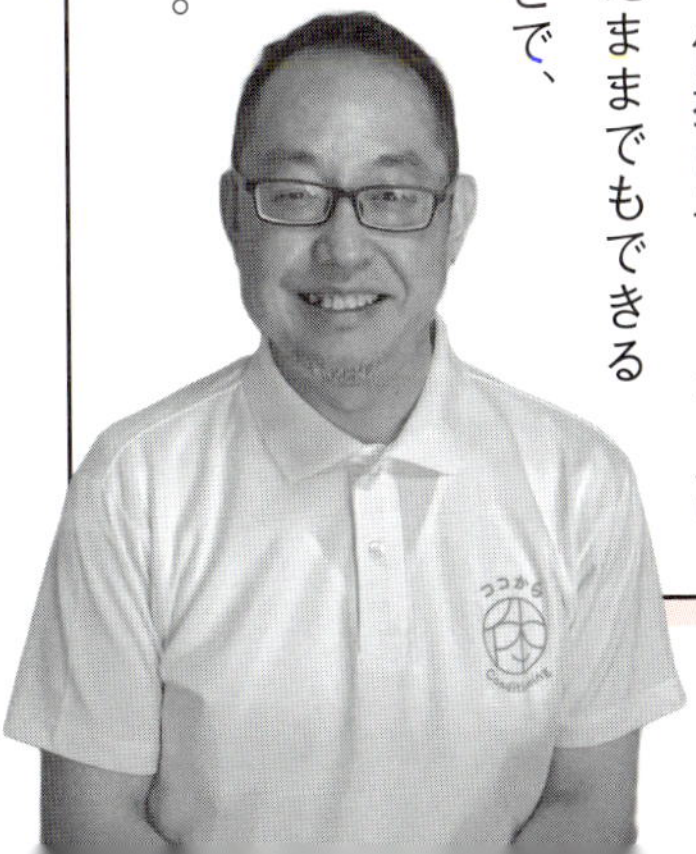

千代田直之院長

取材後記

子どもたちへのタウトニングの普及にも力を注いでいる千代田院長。どこに行っても膝は伸びないと言われた老婆のような姿勢の小学生が施術とインソールの入った靴を履くことで、運動機能も姿勢も大きく変わったことを嬉しそうに語る。「おばあちゃん、というあだ名をつけられているのが不憫だった」と患者さんの苦しみに真摯に向き合う姿に、その優しい人柄が垣間見えた。またストレッチの弊害など、これまでの常識を覆したいという強い意志の奥には、施術に通う負担を減らしたい、自ら健康を育んでほしいという真っ直ぐな患者さんへの思いを強く感じた。WHOが定義する「肉体的、精神的及び社会的に完全に良好な状態」である〝健幸〟を提唱する千代田院長。「将来はキャンピングカーで全国を巡り、本当に苦しんでいる人、施術が必要な人にボランティアで施術したい」。そんな夢も語ってくれた。

JR高崎線の新町駅より永井バス「角渕北」下車、徒歩18分。新潟線／関越自動車道の高崎玉村スマートICより車で約10分。

（取材・文／松岡）

ACCESS

ココから
Body Conditioning

▶所在地

〒370-1123
群馬県佐波郡玉村町下茂木
976-17

▶電話番号

070-8556-0373

しんそう一宮新生（愛知県一宮市）

中尾有希院長

身体を左右対称にして重心を整えるしんそう療方で
腰痛、肩こりはもちろん、不妊の悩みも解消させる！

名古屋のベッドタウン・一宮で20年近い実績

人生を変えたしんそう療方との出合い
今や患者さんが途絶えないほどの人気に！

JRと名古屋鉄道の駅が併設され、共に約10分と便利な愛知・一宮。西口を出て数分のところにしんそう一宮新生《いちのみやしんせい》はある。一目で治療院とわかるような派手な看板はなく、さりげないプレートが掲げられただけ。「月間1400人」の実績から受けるイメージとかけ離れているが、中尾《なかお》有希《ゆうき》院長に話を伺ううち、その理由も理解できた。

プロゴルファーを目指していた中尾院長は、身体を壊した32歳の時に「しんそう療方」と巡り合う。とりわけ創始者との出会いが人生を変えた。林《はやし》宗駿《しゅうじ》先生は数多くの著名人を治療した実績もあり、身体の左右対称性が変形すると各組織が傷むことから、身体の変形を治して中心軸機能を回復させ、健康な身体にするしんそう療方を創出した。

「しんそうの何が違うかというと、身体に全く負担がないことです。カイロ（プラクティック）にしても鍼灸にしても危険性はゼロじゃありません。でも、しんそうは命の危険はないですし、特に林先生の技は本当に身体に負担がないんです」

身体への負担は少なければ少ないほど良い

しんそう療方に魅了された中尾院長は、大阪にあるしんそう学苑で学び始める。そして、２００５年に現在の場所に開業。それから19年の月日が流れ、しんそう一宮新生は近隣でも大人気の治療院となった。院のホームページには診療時間は朝９時～夜９時と書かれており、仕事を終えてからでも余裕を持って通えるのが患者さんには好評だ。

それにしても、月間１４００人もの患者さんをどうやって治療しているのか訊ねると、「外科手術でも上手な先生ほど手術時間は短く、患者さんへの負担は少ない。患者さんの身体へ負担をかける強い刺激は与えない方が患者さんのためだと林先生に教わりました」と中尾院長は答えてくれた。

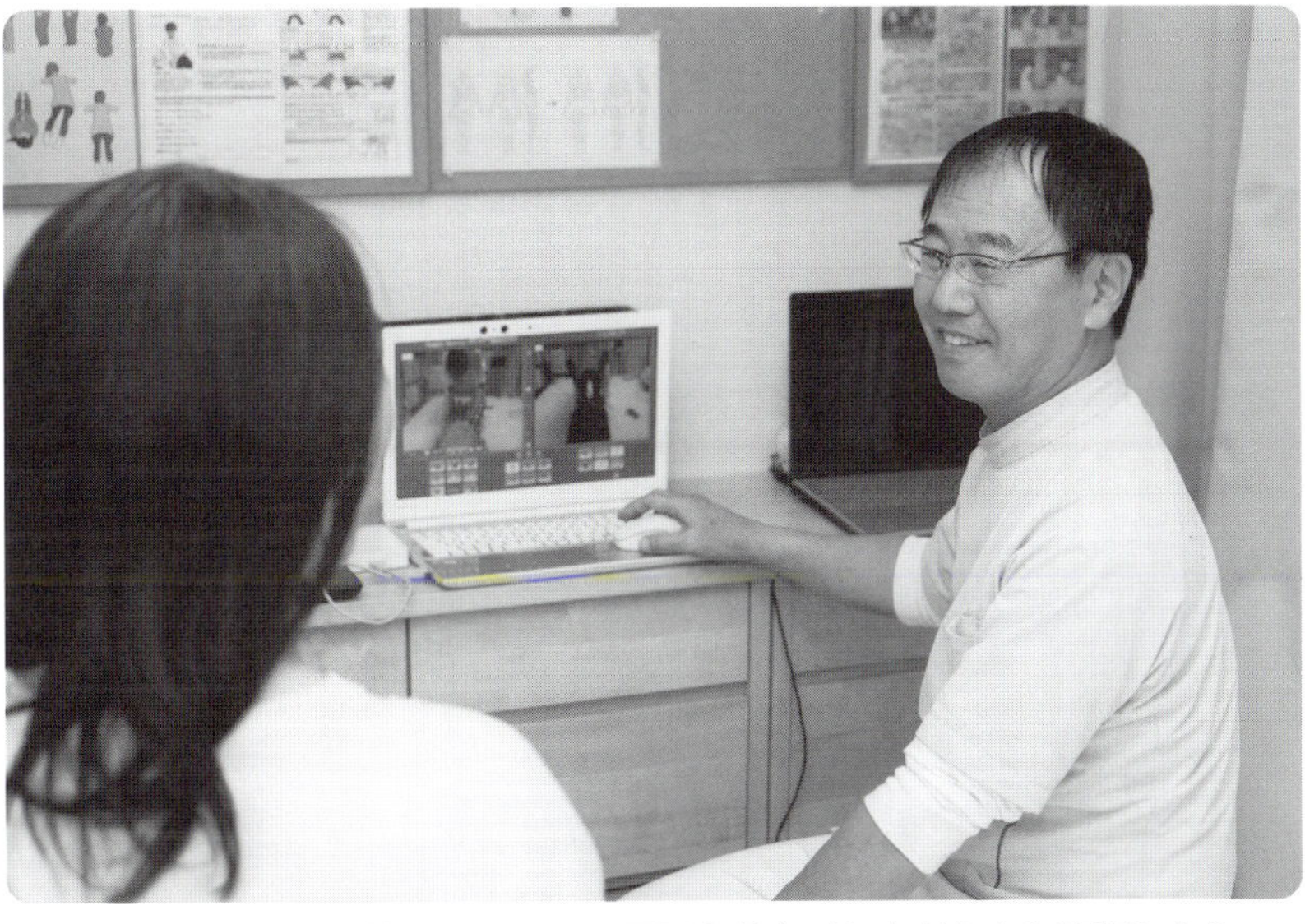

患者さんの体の状態をパソコンの画面を見ながら患者さんと確認し合う

全身の左右バランスを整える「しんそう療方」

重心のバランスを整えれば不調は解消！

それでは、しんそう療方について説明したい。まず、人間の身体は骨格で支えられており、脳から全身に神経が巡っていることで身体は機能している。しかし、長年の生活の中で姿勢（骨格）が歪んで重心のバランスが崩れると神経の流れに影響し、本来、身体に備わっているはずのエネルギーが１００％発揮できなくなり、その結果、身体の各所に痛みという形で現れるという。しんそう療方で骨格や筋肉の歪みを矯正し、重心のバランスを戻すことで神経の流れも良くなって、痛みもなくなり、人間の身体が本来持っている自然治癒力も向上して健康が維持されるという仕組みだ。

「飛行機だって船だってロボットだって、重心がズレていたら正常に機能しないでしょう。それが世界の真理です。ところが人間は軸が歪んでも、脳がバランスを取ることで立ったり歩いたりできます。でも、そのままでいると左右どちらかに負担がかかり、足、腰、肩等が痛くなったり、ひいては内臓にも影響を及ぼすんです」と中尾院長。

骨折と脱臼以外の不調は治せます

誰しも無意識で鏡の前に立ってみれば、頭が多少斜めになっていたり、左右の肩や腰の高さが違っているもの。人間は日々同じような動きをしていると、その動き特有の癖で身体の左右差ができてしまう。その左右差を治すのがしんそう療方だ。

しんそう療方の施術法は、全身の左右バランスを整えるだけ。痛い部位には直接触らず、強い刺激もないので痛みは全くない。そのため、子供から妊婦、高齢者まで安心して治療を受けることができる。その効果は、不妊、腰痛、肩こり、頭痛、冷え性、アトピー、花粉症など幅広い。

「骨折と脱臼以外は何でも治せます！」

中尾院長はそう明言するが、症状の改善だけでなく、さまざまな病気の予防、健康な身体作りが期待できるというから人気になるのも当然だ。

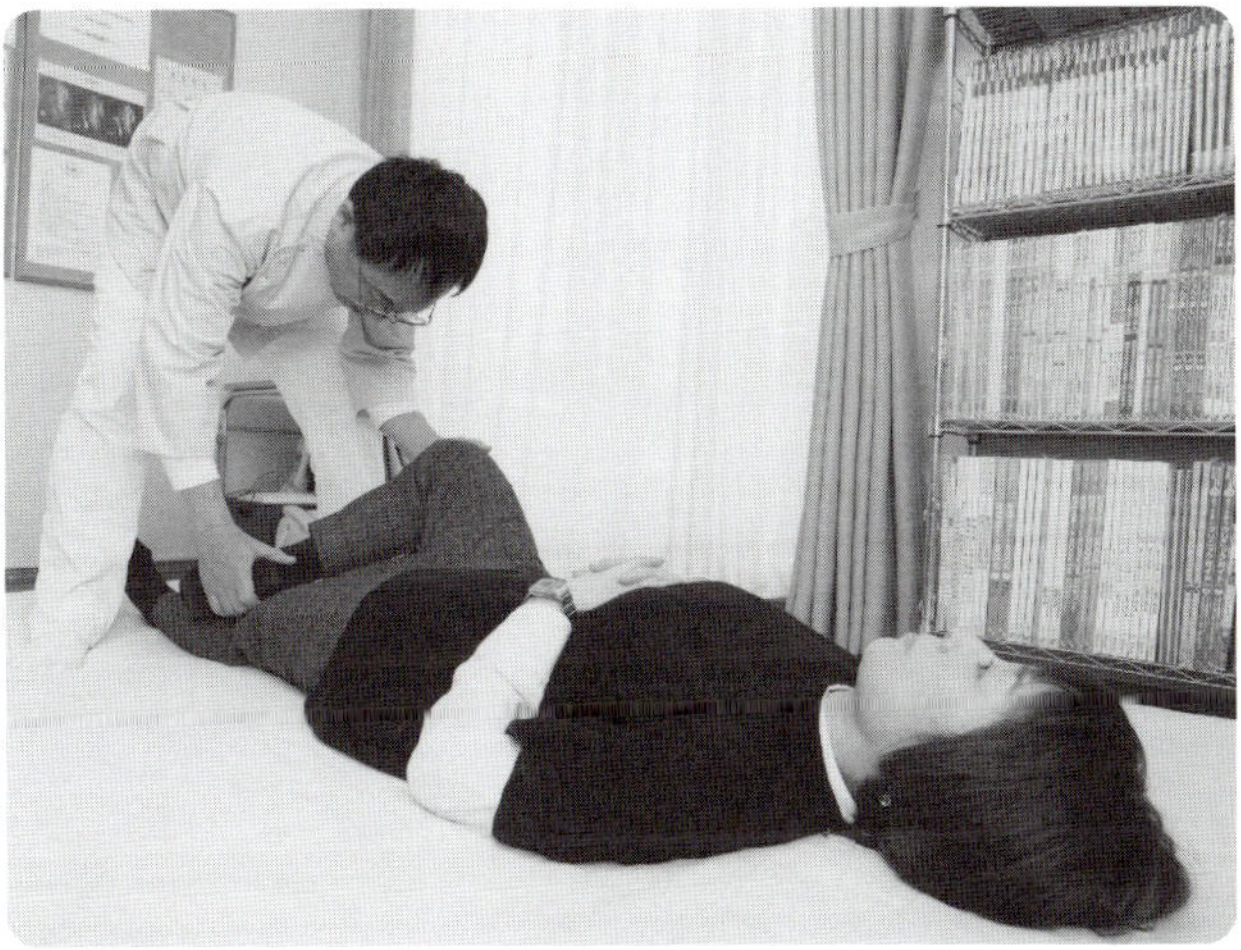

３つの検査法の１つ、４の字検査で左右の膝の曲がり具合の差を確かめる

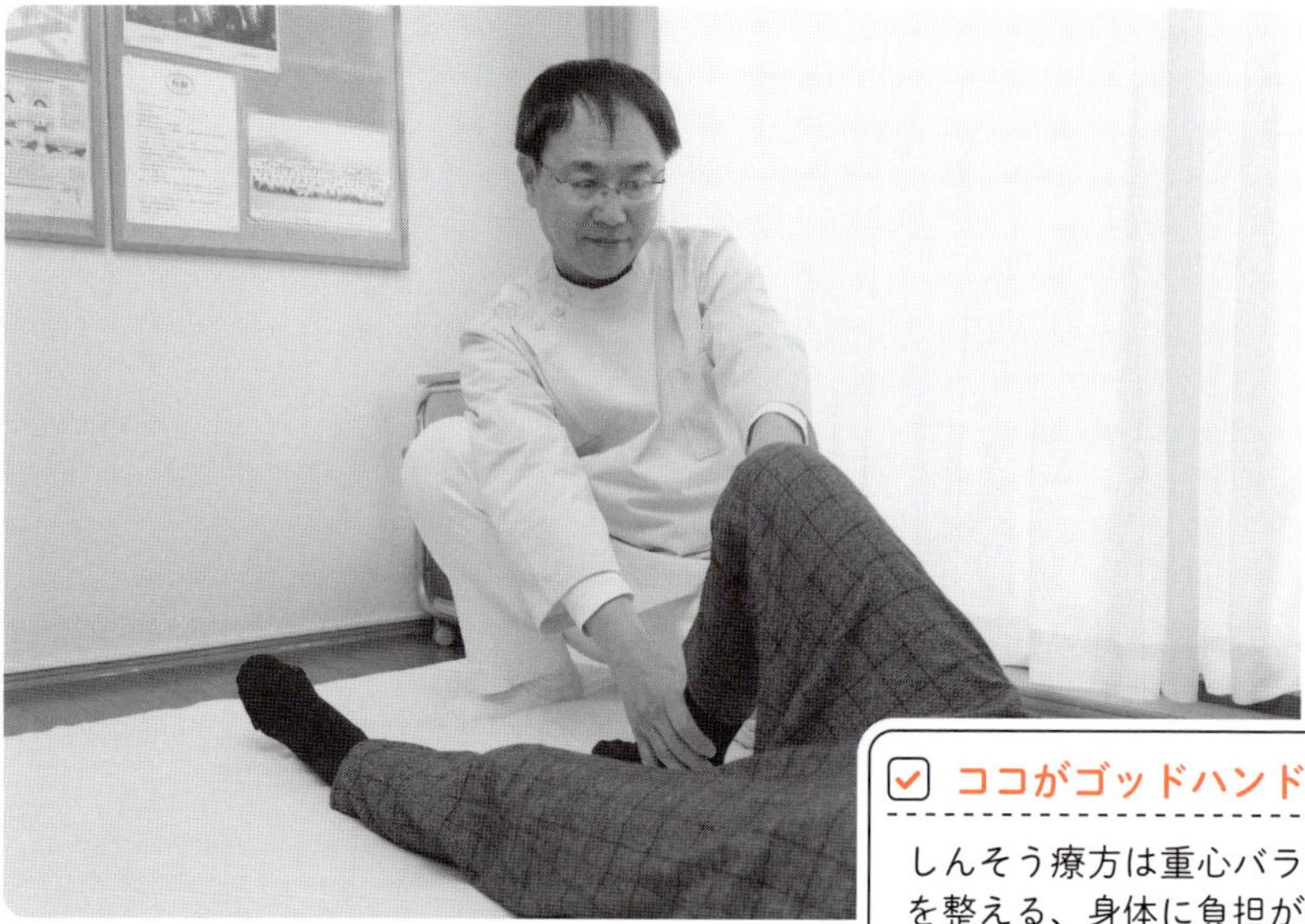

両脚の左右差をなくして重心バランスを
慎重に整えていく中尾院長

ココがゴッドハンド

しんそう療方は重心バランスを整える、身体に負担が全くない治療法です！

不妊治療の患者さんが3、4割

しんそう一宮新生にはさまざまな身体の悩みを抱えた患者さんがやって来るが、中でも多いのが不妊症だという。いろいろな病院や治療院で不妊治療を受けても子供を授かることができず、最後の望みを胸にやって来る人も多いという。

どこにいっても赤ちゃんができなかった方が妊娠

しんそう療方では、不妊症の患者さんが来ても基本的に施術の流れは変わらない。まずは、①バンザイ検査（仰向けに寝た状態でバンザイをして肩、腕の状態を診る）、②殿屈検査（仰向けに寝て膝の曲がり方や脚の動きを診る）、③4の字検査（左右の膝を曲げて脚のねじれを診る）の3つの検査を行い、それぞれの左右差を調べる。それが済んだら、それぞれの部位の関節を伸ばしたり、曲げたり、回したりして筋肉の歪みを元に戻すことで、骨や骨膜、筋膜などを左右対称に近づけていく。そうやって重心バランスを戻すことで、本来、女性の身体に備わっていたにも関わらず、長年の生活習慣によって身体が歪み、衰えてしまった妊娠に必要な機能を復活させるというわけだ。

「4年間生理がなくて体外受精を10回失敗した30代後半の方も、自力で生理がきて自然妊娠しましたし、子宮内膜が6ミリにしかならず妊娠できないと言われて、名古屋の病院で内膜を厚くする注射を打っても効果がなかった方も、うちで施術したら10ミリになって自然妊娠できました」

それだけでなく、出産日をコントロールすることも可能だというから驚くしかない。

しんそう療方は人生が変わるほどの治療法です

しんそう療方で新しい命を授かる手助けができた時はまた格別の瞬間です。でも、赤ちゃんが生まれたからと言って終わりじゃありません。人生はその後も続いていくわけで、しんそう療方を受けた患者さんは身体の不調が治っただけでなく、健康になっていますから、生理痛が治ったり、冷え性が治ったり、お年寄りなら尿漏れが治ったり、本当に奇跡みたいなことが起こるんです。人生が変わるほどの万能に近い治療法ですから、しんそう療方を開発した林先生は大天才だと思いますね。僕なんかまだまだ林先生の足元にも及びませんよ。今も一生懸命勉強中です。

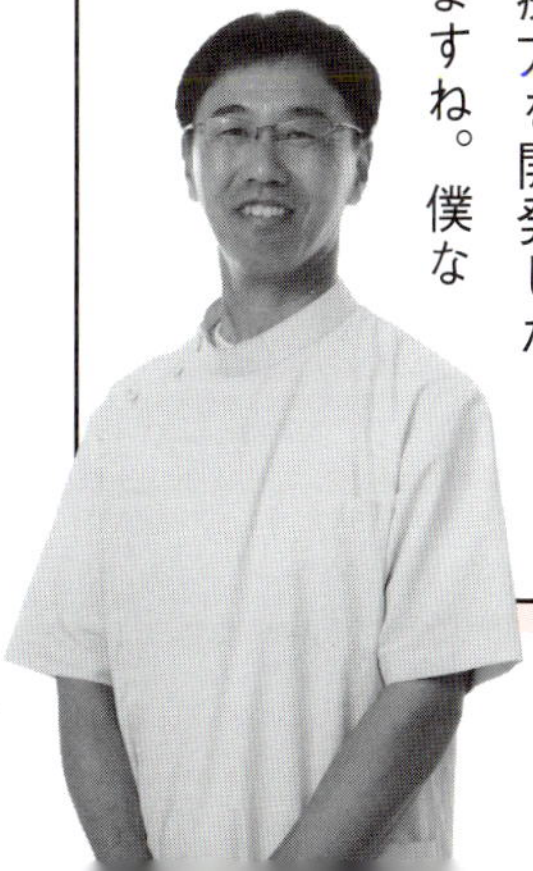

取材後記

しんそう一宮新生の取材予定日の前日は、東海道新幹線が保守用車両同士の衝突・脱線によって、名古屋～浜松間が、結局、終日運休となった。果たして明日は動くのかという大いなる不安を抱えて眠りに就いたものの、運良く始発から復旧してくれて無事に名古屋に着いた（笑）。

冒頭にも書いたように、しんそう一宮新生の店舗には派手な看板はない。玄関のドアを開ければそこはもう治療室で、施術家と患者さんが1対1で向き合う場所という非常にシンプルな空間が広がっている。質実剛健……要するに大事なことは患者さんの痛みを取るという結果のみであり、華美な装飾や派手な宣伝も一切必要ないという中尾院長の決意の現れと言っては言い過ぎだろうか。

それでも、中尾院長の評判を聞いて、1日に50人近くもの患者さんが来るのだから、そうした見方もあながち言い過ぎとは言えないだろう。しんそう療方の創始者・林先生のことを語る時の、中尾院長の少年のような笑顔が印象的だった。

（取材・文／萩原）

ACCESS

しんそう一宮新生

▶所在地

〒491-0912
愛知県一宮市新生2-7-4

▶電話番号

0586-46-6519

西村バランス治療院（東京都江東区）

西村徳啓院長

全身のバランス調整で不調を改善する治療家

コロナ禍以降増加する自律神経症状に注目し、根本治療に臨む

徹底した全身調整で身体のバランスを修正

必要最小限の刺激で最大の効果を！

西村バランス治療院は、その名の通り、身体のバランスを修正することを基本に、さまざまな不調を改善する治療院だ。来院する患者さんはさまざまだが、産後の不調を抱える育児ママからスポーツ愛好家やプロアスリートなど幅広い。

人間は顔かたち、性格が違うように身体にもそれぞれ特徴があり、その時々で全身のバランスは違ってくる。同院では、その人のその時の特徴に合わせたオーダーメイドの治療を行っている。

また、治療においては、最大限の効果を出すための必要最小限の刺激を心がける。これは、長時間にわたる治療はかえって身体に負担が大きく、有害であるとの考えからだ。短時間でも治療前後の変化を体感できることが回復への早道だという。さらにストレス状態は身体の痛みを増幅させるため、治療中も含めて院内ではノンストレス状態を提供するよう配慮している。

関節圧着と鍼で根本治療を目ざす

同院では、患者さん一人ひとりの身体のゆがみを把握後、整体や鍼治療を通して、全身のバランスを調整していく。整体の特徴は、各関節を抜いてキレイな状態に入れ直すという「関節圧着」療法だ。胸肋関節、股関節、膝関節、足関節、肩関節、肘関節、手関節、仙腸関節、頚椎、胸椎、腰椎などの主要な全身の関節を、症状に応じて的確に調整する。

また、経穴や経絡にアプローチする東洋医学的な考え方も取り入れ、根本的な原因を見極める治療を目ざす。〝鍼治療は怖い〟という声もよく聞くが、同院の鍼にほとんど痛みはない。

「当院では、置鍼《ちしん》という手法で、身体に最も負担をかけずに鍼の効果を自然に引き出すものです」

と西村徳啓《にしむらのりひろ》院長。敏感な患者さんであれば、鍼をうったその場で、血流の改善、筋肉の緊張の緩和を感じ、身体がポカポカすることを体感するケースもあるという。

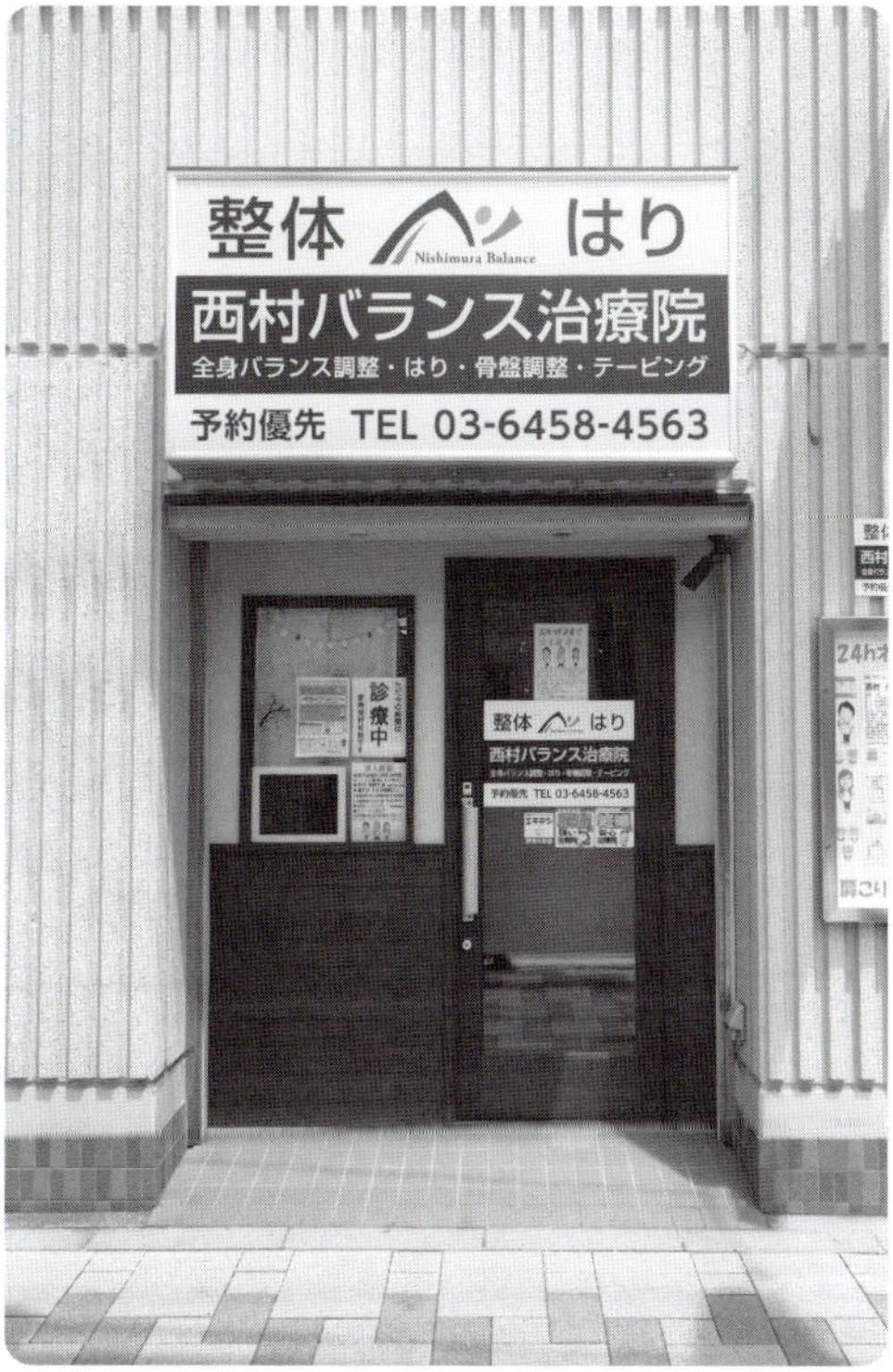

産後ママからスポーツ愛好家まで幅広い患者さんが来院する同院は「東陽五丁目」バス停の目の前

自律神経に起因する不調改善に力を注ぐ

明らかに増えた浅い呼吸と自律神経のバランスの崩れ

新型コロナウイルスの5類移行後に患者さんの症状に大きな変化が現われたと西村院長は語る。

特に顕著なのが、呼吸が浅い、あるいは自律神経のバランスが崩れていると推測される患者さんが増えたことだという。呼吸が浅くなると酸欠になる。酸欠が招く症状としては、集中力低下、頭痛、眠気、記憶力低下、眼精疲労、慢性疲労、うつ病などのメンタル面の不調が挙げられる。

「自律神経のバランスが崩れるとさまざまな不調が引き起こされますが、当院では特に頭痛の症状を訴えるケースが多く見受けられます」

と西村院長。さらに、めまいや立ち眩み、倦怠感、生理不順、不正出血のほか、寝付けない、眠りが浅い、中途覚醒といった睡眠障害などの患者さんも多いという。

病院での積極的な治療法がないケースも

特に自律神経に起因する不調については、中程度のものであれば、病院で積極的な治療が施されることがないケースもある。不調が続いているにもかかわらず、運動や休息、十分な睡眠をとることなどが推奨されるのみだ。西村院長は言う。

「重篤な精神症状が出ている場合は適切な医療機関での治療が原則ですが、その中間層の患者さんがかなり多いというのがここ数年の実感です。当院は、病院に行っても改善しないという患者さんの受け皿的存在になりたいと思っています」

また、首、肩、腰の不調や痛みが、実は自律神経のバランスの崩れが原因であることも多いという。つまり、症状が出ているこれらの不調は氷山の一角であり、その水面下には自律神経のバランスの崩れが隠れているということだ。

「筋肉、靭帯、骨をしっかりと診察したうえで、自律神経のバランスに崩れがないかを常に頭に入れて具体的にアプローチすることが重要と考えています」

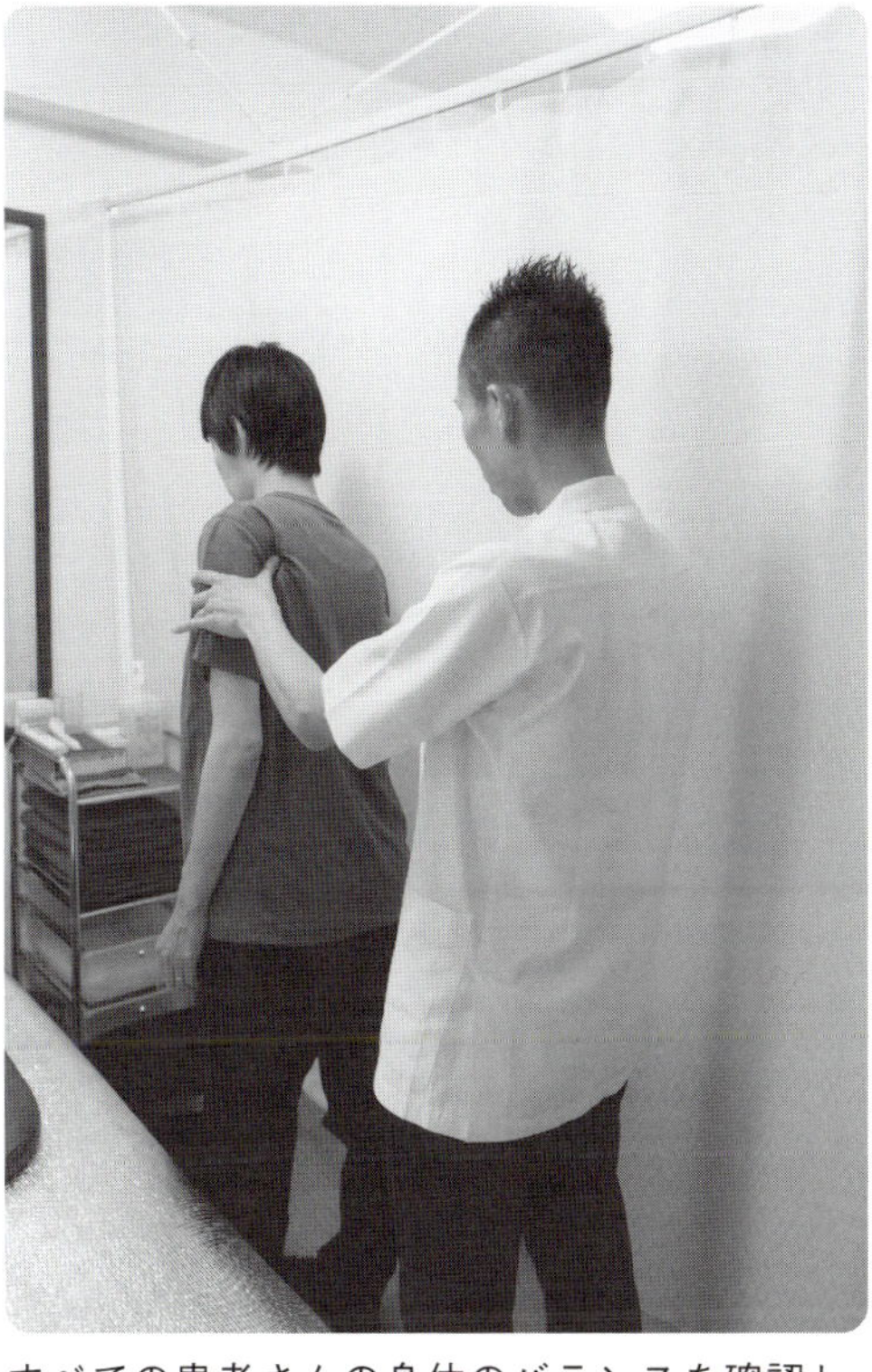

すべての患者さんの身体のバランスを確認し、「関節圧着」や「鍼」を駆使して治療にあたる

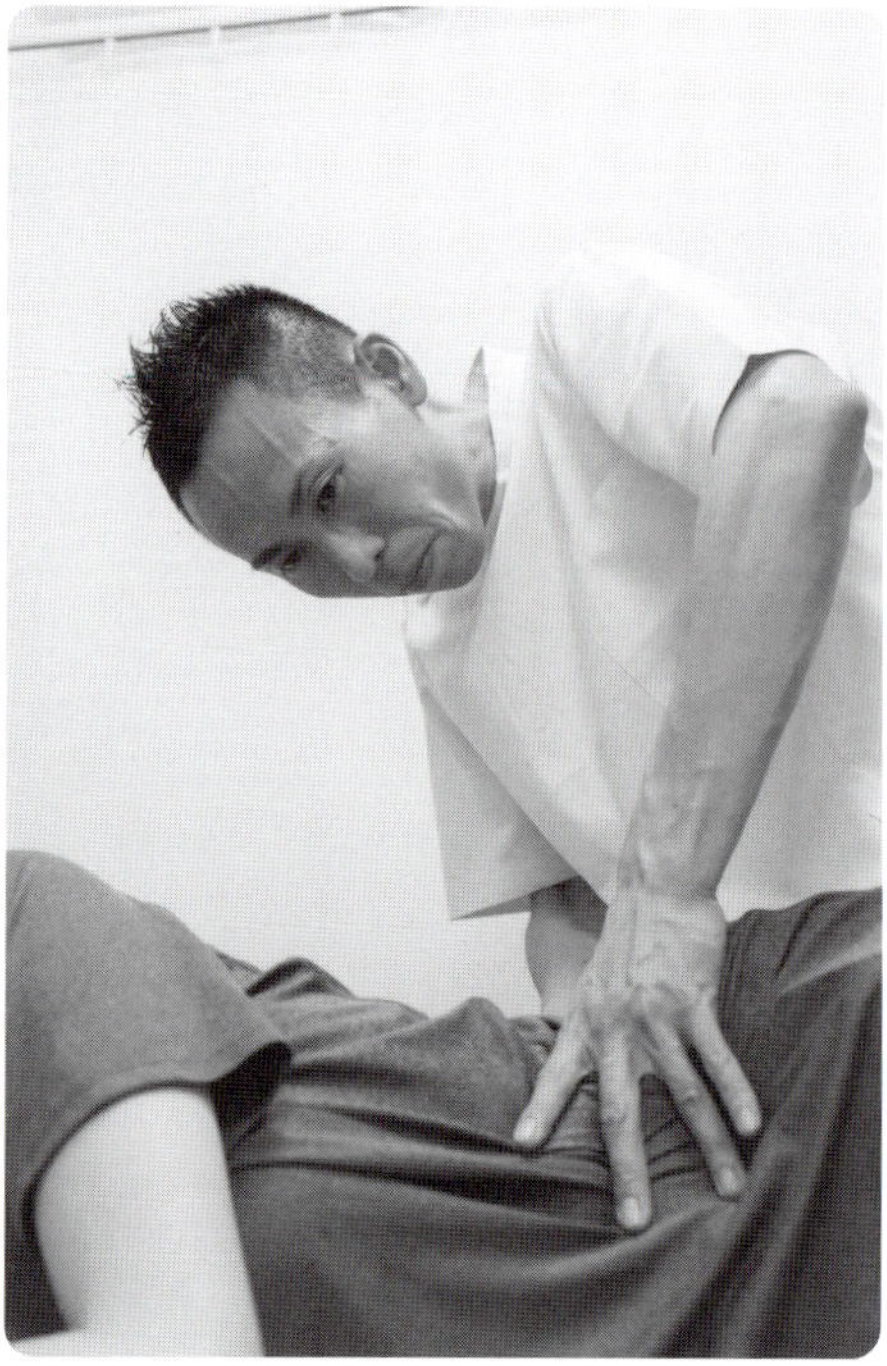

筋肉、靭帯、骨を診察したうえで、自律神経のバランスの崩れも常に頭に入れて施術する

ココがゴッドハンド

関節を安全に的確に調整する
関節圧着＋鍼治療

猫背矯正、整体、鍼治療で対応

呼吸が浅い原因のひとつに巻き肩で背中が丸まる猫背がある。肺が圧迫されるため呼吸が浅い状態になるのだ。また、呼吸と脊柱の状態は自律神経も影響しているという。全身のバランスを整えるのはもちろんだが、

「猫背矯正と整体で胸郭周辺の筋緊張を緩和すれば、胸郭の動きが開放され深い呼吸が自然にできるようになります」

と西村院長。また、自律神経のバランスの崩れには鍼治療も効果が期待されるという。

「天柱、寛骨、風池という3つの経穴で自律神経系を改善させます。使用するのは一般的な鍼よりも細い0・14㎜ですので、いわゆる〝響き〟はありますが、痛みはほぼありません。もちろん鍼が

苦手という場合は手技で代替も可能です」

常に80点をキープできる身体づくりを

自律神経のバランスの崩れは女性に多く、特に産後はホルモンの影響で崩れやすいという。また、ストレスや脳疲労も自律神経の崩れの大きな原因のひとつだ。脳疲労とは視覚や聴覚を経由して入ってきた膨大な情報に対して脳の処理が追いつかず、集中力が続かなかったり、注意散漫になったりする状態のこと。いずれも多くの現代人が直面する問題だろう。西村院長は、

「自律神経に起因する不調は、治る、治らないが曖昧なうえ、ストレスや脳疲労が強くなると症状が再発しがちです。ですから、100点満点の状態を目ざすのではなく、波はありながらも常に80点をキープできる身体づくりが大切だと考えています」

西村徳啓院長

症状の根本原因を深く探る治療を目ざす

コロナ収束後に明らかに自律神経系に起因する症状が増えたにもかかわらず、患者さん自身はそれに気づけてないケースも多いようです。病院でもこれといった原因を指摘されないことが、患者さんをさらに苦しめます。根本原因がわからなければつらい不調を改善する術がありません。『病院で解決できない』と苦しんでいる患者さんに〝自律神経系が起因していないか〟という視点を常に持ち続けていきたいですね。今後も患者さんの心に寄り添い『西村院長がいる』と頼りにされる治療家を目ざして、日々勉強を続けていきたいと思います。

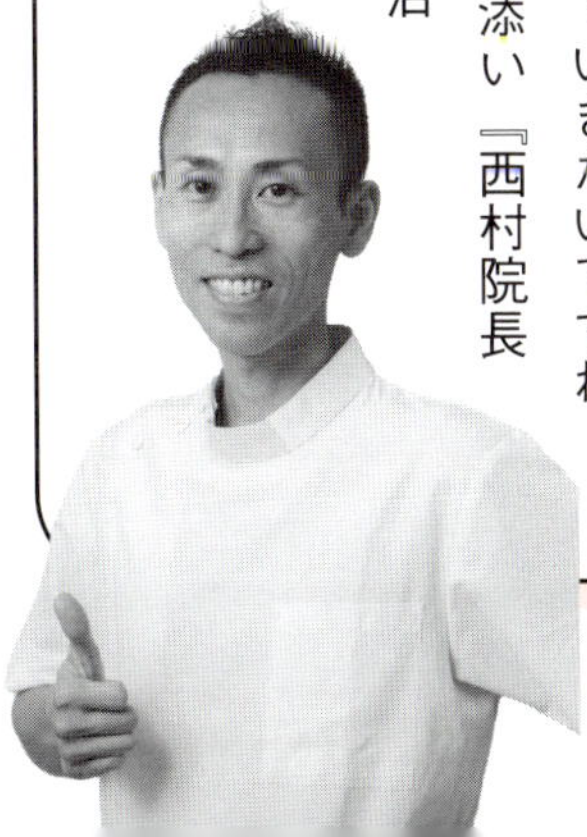

取材後記

患者さんに親身に寄り添い続ける姿が印象的な西村院長。実は、過度な労働環境が原因で、社会人1年目から、うつ病、自律神経失調症、慢性疲労症候群、睡眠時無呼吸症候群、過眠症などさまざまな病気や不調に苦しんだ経験を持つ。当時は将来に不安を抱え、悩みに悩んだ時期だったという。

しかし、自身の不調と向き合わざるを得なかったその体験は、「自分と同じような苦しみやつらさを味わっている人を助けたい！」という治療家としての信念へと変わっていった。「病院では解決できない」「原因がわからない」という患者さんのつらさや不安も西村院長自身が経験してきたことなのだろう。

常に、研鑽を積み、患者さんの症状に真面目にそして、ひたむきに向き合う西村院長の姿勢は、地域の人々をはじめ多くの患者さんに信頼感を与えているようだ。

同院は、東西線木場駅1番出口から徒歩6分、東陽町駅1番出口から徒歩9分。都営バス「東陽五丁目」停留所の目の前だ。

（取材・文／松岡）

ACCESS

西村バランス治療院

▶所在地

〒135-0016
東京都江東区東陽５丁目
15-4-1F-B
エコーウィル東陽

▶電話番号

03-6458-4563

アイ・ビューティーセンター（千葉県木更津市）

ニュートンかつみ院長

一度の施術で結果を出すことにこだわる治療家

「再発時の保証」がその手技の自信を物語る

全治療にオーダーメイドの矯正・整体がセット

エステサロン併設の矯正・整体治療

アイ・ビューティーセンターで、患者さんのさまざまな悩みに応じた施術を行うニュートンかつみ院長。アイ・ビューティーセンターという名前を聞くと「治療院?」と一瞬戸惑う。

実は、41年前の同センター開業当時はエステ専門のサロンだったが、19年ほど前に木更津駅前から現在の場所に移転するにあたり、整体院が開設された。これは、エステに通う患者さんが整体の治療院に通うケースが多かったことが端緒となった。エステサロンと同じ建物内にあるが、治療院とエステサロンはまったく別ものと考えていいという。

治療院に訪れる患者さんは、小学生から80代までと幅広いが、その9割は女性が占める。主訴としては肩こり、腰痛、ひざ痛、股関節痛、四十肩・五十肩などさまざまだ。また、患者さんの主訴を問わず、すべての治療において、整体・骨盤と姿勢の矯正の施術はセットでついてくるという。

北は北海道、南は沖縄など日本各地からの患者さんのほか、アメリカやドイツなど海外からわざわざ来院する患者さんもいるというから驚きだ。

1回の施術で効果を出し、完了する

「私の治療を受けた患者さんからの紹介が多い」と院長。海外の患者さんの場合、紹介のほかにSNSを見て来院するケースもあるという。

実は院長の施術の最大の特徴といえるのが、『1回の施術で効果を出し、完了する』という点だ。このため、遠方からの患者さんは同センターに何度も通う必要がないわけだ。

「先日も海外から腰痛の治療のために来院された患者さんがいました。来院時は家族の肩につかまらなければ歩行もできない状態でしたが、治療後にはホップ、ステップ、ジャンプをして帰っていかれましたよ」

とニュートンかつみ院長は笑みをこぼす。

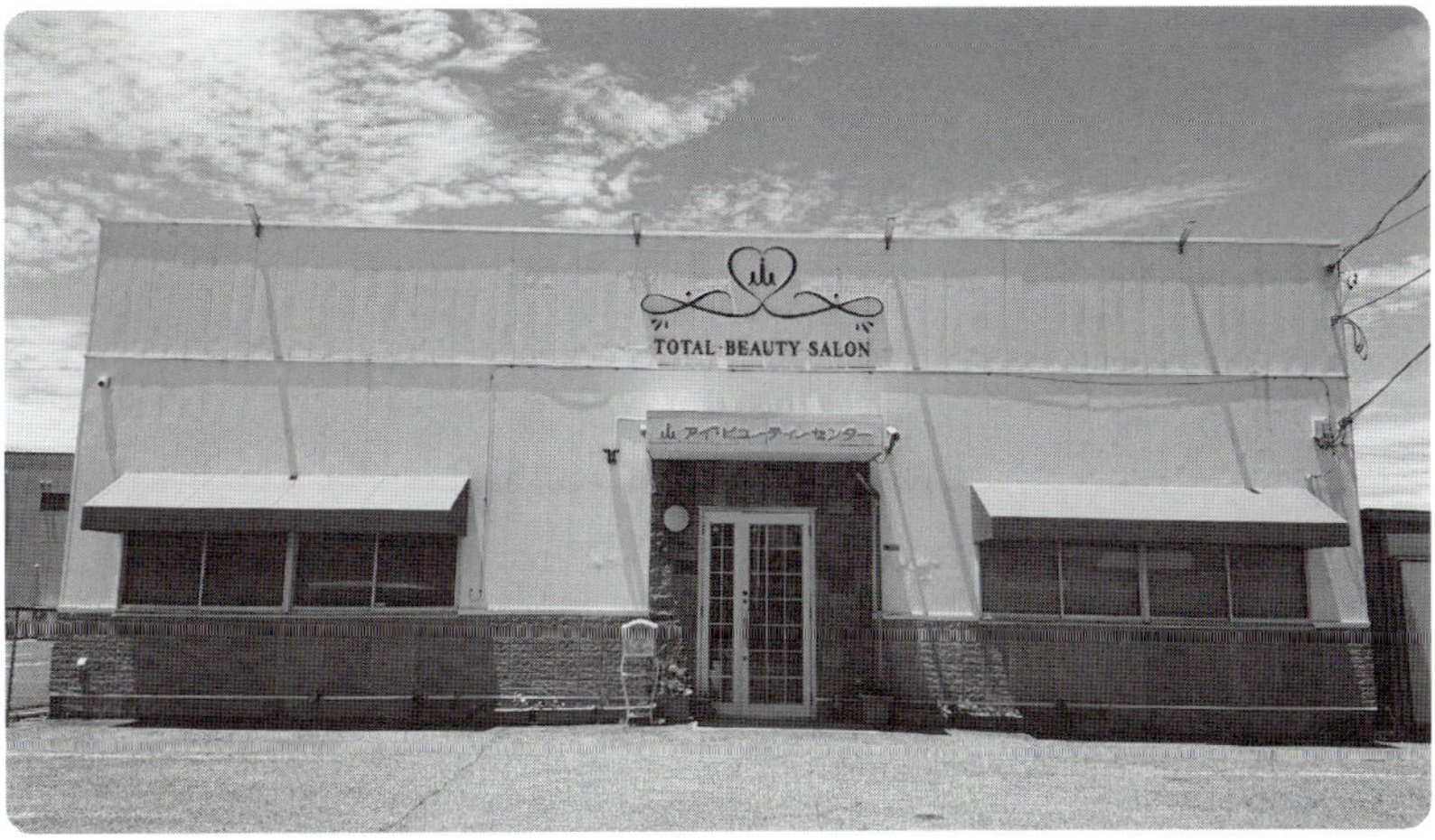

玄関を入り左が治療院、右がエステサロン。院内は落ち着いた空間が広がっている

結果を保証する骨盤矯正でダイエット効果も

保証付きのため9割が新規の患者さん

姿勢・骨盤矯正というと何度も通わなければならないというイメージが強い。しかし、ニュートンかつみ院長の場合、前述の通り、1回の施術で結果を出し治療が完了するため、その後の通院の必要はない。院長も

「姿勢・骨盤矯正の施術を受ける約9割が新規の患者さんです」と語る。

さらに驚くのが、骨盤矯正には保証がついている点だ。例えば、施術を受けたあとに、ゆがみやズレが再発したとしても、無料で再施術が行われるというのだ。そしてこれには期限もなく、一生保証されるという。

つまり、一度施術を受ければ、その後に再びズレが生じた場合の治療は保証対象となる。ここに院長の技術に対する自信が見て取れる。

お腹まわりを極限までやわらかく

同院で特に人気なのが骨盤矯正。健康面の改善はもちろんだが、ダイエット効果も期待できるため、ダイエット目的の患者さんも多数来院すると

いう。そのほか、産後の骨盤のズレ、産後太り改善のために産後のお母さんからも人気が高い。

施術前後の患者さんの後ろ姿の撮影をする同院。その写真を見ても1回の施術で姿勢の改善、特にウエストのサイズダウンは写真を見ても明らかだ。これはお腹まわりを極限まで柔らかくする施術がウエストのサイズダウンのポイントで、ニュートンかつみ院長の独自の整体技術。他の治療院では、ほぼお目にかかれないと胸を張る。

姿勢や骨盤の矯正を行うことで、身体全体の血流が改善し、体温、代謝が上がる。加えて独自整体技術で、こり固まっている全身の筋肉にアプローチし、やせやすい体質へと導いていくのだ。

「こり固まった筋肉のまま、運動や食事制限をしてもダイエット効果はありません。1度の施術後、数キロ痩せたという患者さんは大勢いますよ」

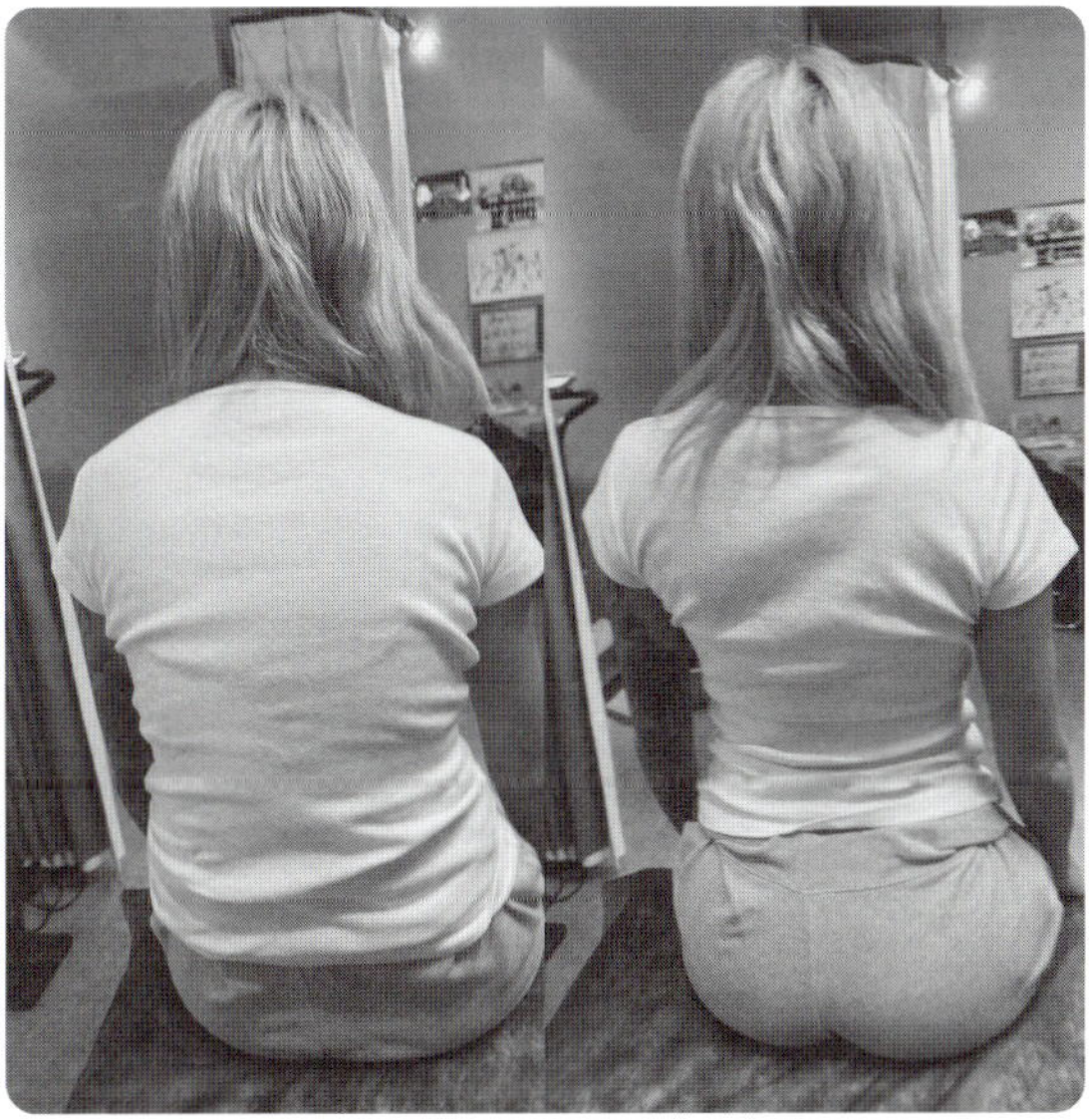

施術前（左）と施術後（右）の違いは明らか。身体の不調だけでなくダイエット効果も期待できる

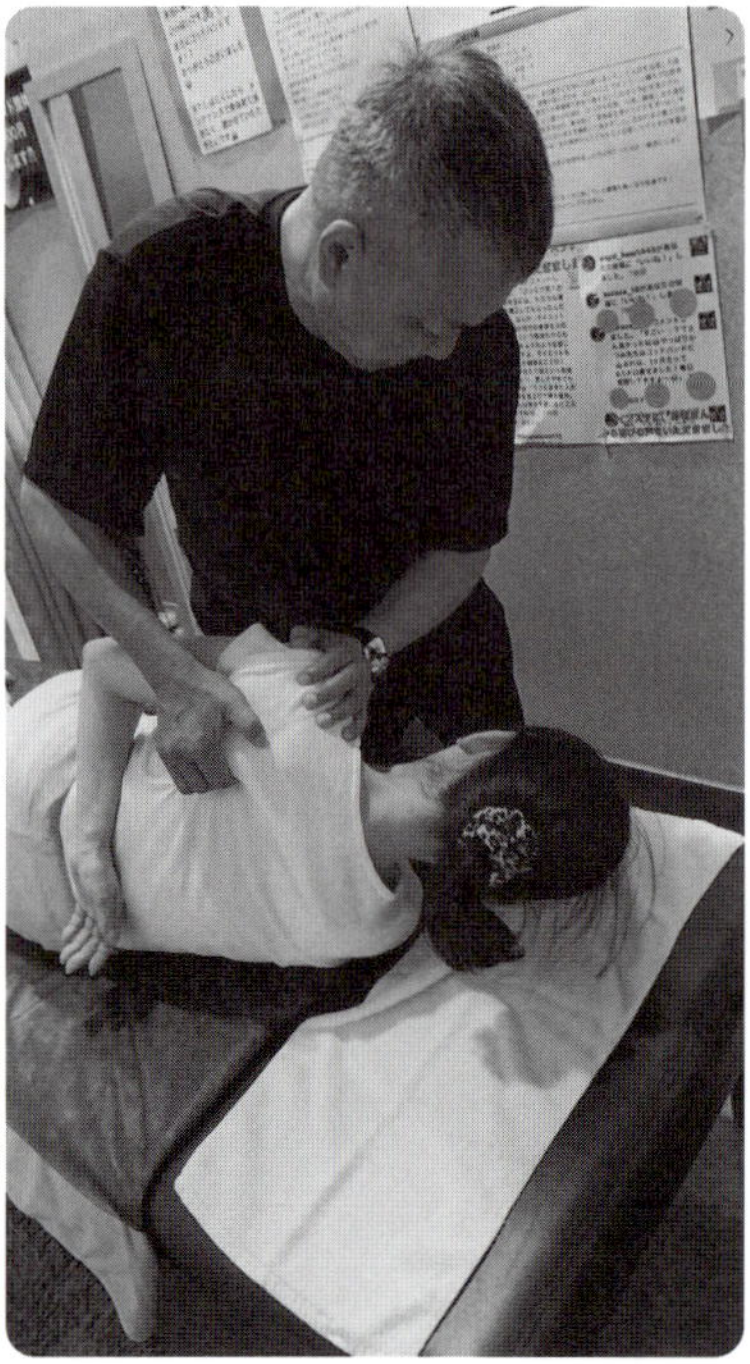

「本当に効くの？」と不安になるほど、院長の施術はソフト。その後の結果に驚く患者さんも多い

ココがゴッドハンド

超ソフトな独自の技術ですが、1回で結果を出します！

施術の効果を患者さんに確認してもらう

ここでニュートンかつみ院長の施術のおおまかな流れを見ていこう。

まずは身体のズレを確認する。ズレがある人ほど脚の長さが異なり、うつ伏せに寝たときに、かかと部分に数cmのズレが生じる。主訴に違いはあっても、すべての患者さんにズレの調整からスタートさせる。続いて、腰痛、四十肩・五十肩などの痛みがある部位を確認し、独自の技術で施術を行うのが基本となる。ニュートンかつみ院長の施術でユニークなのが、患者さんに動いてもらい施術の効果を確認する点だ。歩く、しゃがむ、立ち上がる、椅子を持ち上げる、ジャンプする……など、さまざまな動きを行ってもらう。

「患者さんは実際に動いてみなければ、痛みや不調箇所がよくなったかどうかはわかりません」と院長。実際に動いたうえで、改善度合いを確認していき、痛みや違和感がある場合は、再度施術を行い再度確認、を繰り返す。筆者も腰痛の施術を受けたが、何度も、何度も、こちらが「痛くない」と納得するまで確認&施術が続けられた。

痛みをまったく感じないソフトな施術

パキパキと音が鳴ったり、痛い、あるいは痛気持ちいい、といった感覚が皆無の施術にも驚く。患者さんから『なでているだけ？』『こんなので本当に効くの？』とよく言われると笑う院長だが、痛い治療はあり得ないと断言する。

「他人から触れられると身体は緊張するため筋肉に力が入ります。そこに強い刺激を与えると防御の体制に入るため、筋肉が緩むことはありません」

諦めない、妥協しない、言い訳しない

患者さんから『どこに行っても治らなかったのが1回の施術でよくなった』といった言葉を聞けることが、私の治療家としての醍醐味です。患者さんの負担をなくしたいという思いとともに、負けず嫌いの私自身が〝治らない〟まま終わらせることができないことが、1回で完了させるという今の治療スタイルのベースにあります。治療家としてのモットーは『諦めない、妥協しない、言い訳しない』。そして『お金のために嘘をつかない』ことを信念にしています。今後は、ダイエット効果が期待できる独自の技術を広めるために後進の指導も進めていきたいですね。

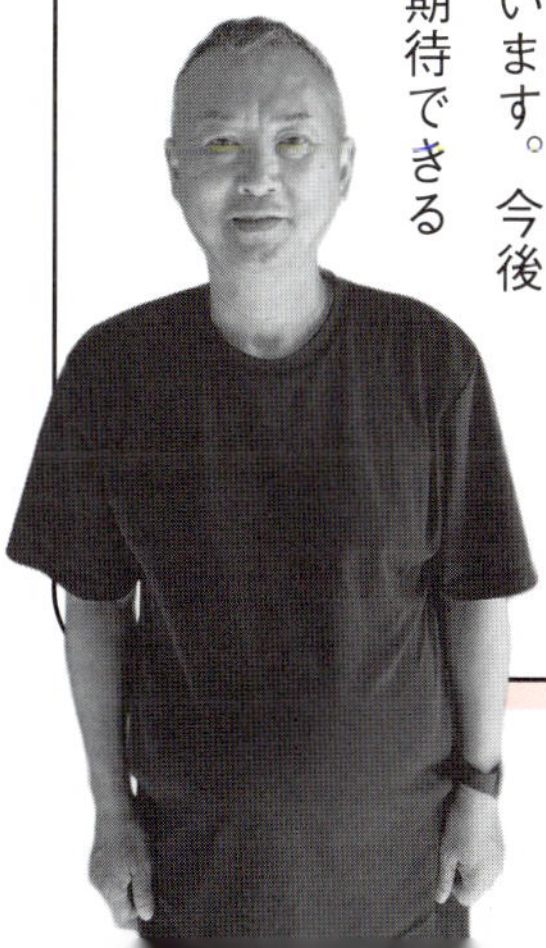

ニュートンかつみ院長

取材後記

ニュートンかつみ院長は、余計なことは一切言わない根っからの職人気質の治療家というのが第一印象だった。

特に難しい症状に出合うとスイッチが入り、持てる力をすべて発揮し治療にあたるという。『お金のために嘘はつかない』という信念も徹底しており、１２０分コースであっても60分で治療が完了すれば、60分の治療費しか受けとらない。回数券もなく、予約も受け付けず、次は「痛みや不調が出たときに来ればいい」という。骨盤のゆがみ、ズレの再発は保証の対象のため、治療費は受け取らない。

患者さんの治療に最後まで責任を持ち、生涯保証をするという治療家に出会ったのは初めてだ。自身の技術に自信と誇りを持ち、治療に誠心誠意向き合う院長の姿が印象的な取材となった。

ＪＲ木更津駅から車で5分、徒歩15分。駅東口から出る八幡台行き・シーアイタウン行きバスで「学校前」から徒歩2〜3分。

（取材・文／松岡）

ACCESS

アイ・ビューティーセンター

▶所在地

〒292-0801
千葉県木更津市請西 1-11-4

▶電話番号

0438-30-3330

森小路はり灸整骨院（大阪府大阪市）

藤原篤史院長

全身の血液、神経、脳脊髄液の流れを良くして
めまいや頭痛、不眠など自律神経系の不調を改善

重要なのは痛み・不調の原因は一つではないこと

ラグビー少年時代にお世話になった先生に勧められて整体の道を志す

森《もり》小路《しょうじ》はり灸整骨院の藤原《ふじわら》篤史《あつし》院長が整体の道を志したのは、中高と続けていたラグビー少年時代にお世話になった先生に勧められたから。

高校卒業後に専門学校に通い、治療院で働きながら勉強し、柔道整復師・鍼灸師の国家資格を取得した。その後、整形外科のリハビリテーション科で働き、2002年、26歳の時に治療院の院長を任される。当時は理学療法的な考え方をベースに筋肉や骨格にアプローチしていたが、効果に納得がいかなかった。そこで様々な勉強会に参加し、米国の資格を持つドクターからカイロプラクティックを本格的に学び、神経にアプローチする理論を学ぶ。「大事なことは、脳から全身に行く神経の流れの中で滞っている箇所を解放するという視点を持つことです」と藤原院長。

アカン感じのところを良い感じに

それまでは患者さんの痛み・不調の根本的な原因箇所を探って解消することに夢中になっていた

が、結局、原因は一つではない。それよりも、身体の機能を邪魔しているところをきちんと機能できるように整えることが大切だという考え方に。さらに、現在も師事する恩師との出会いが大きな転機となった。ある時、「アカン感じのところをエエ感じにしたったら良いやん」という恩師の言葉を聞いて、藤原院長は肩の荷が下りたような気がしたという。

恩師によれば、治療家はただ患者さんが元気になるための案内をしている人、いわば伴走者のようなものだという。『これが原因です！』って胸を張って断言できるほど、僕は偉い存在じゃないと思いましたね」と言って笑う藤原院長。

原因は一つではないし、患者さんを治すのも知識だけでもなければ技術だけでもない。今は謙虚に患者さんの心と身体に向き合い、施術している。

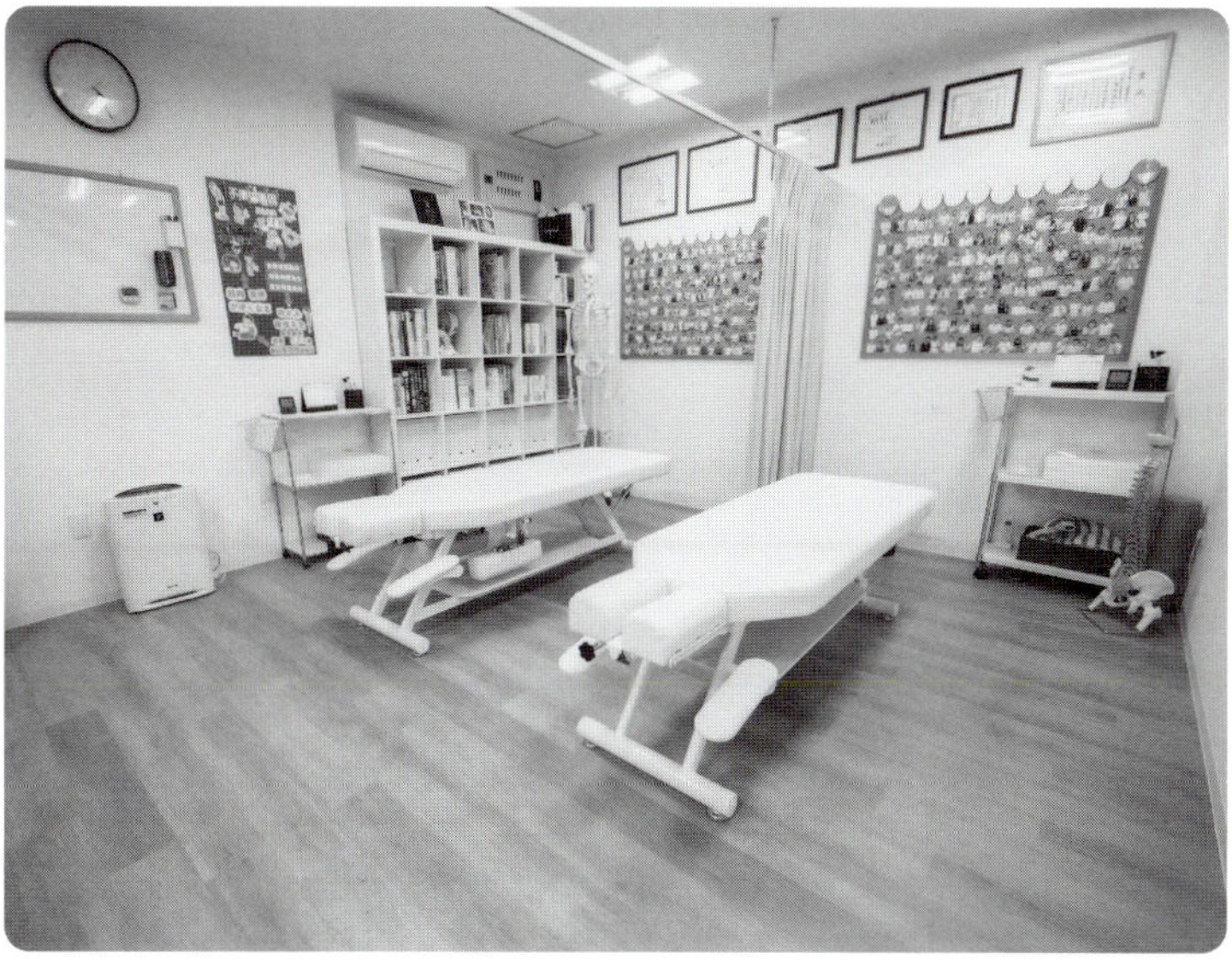

大阪の中心部から北東へ電車で約30分、最寄り駅は京阪本線森小路駅、地下鉄千林大宮駅

自律神経系の不調を根本から治すのが強み

〝敵〟を明確にすることが治療の第一歩

「技術と知識と人間性で人生を健康で美しく豊かに変える」が院のコンセプトだ。患者さんの約5割は自律神経系の患者さんだという。

めまい、耳鳴り、難聴、頭痛、パニック障害、鬱、自律神経失調症、起立性調節障害……など自律神経系の不調はたくさんある。現代日本でこれらに全く縁がない人はいないのではないか。

「それらは病気ではないと考えています。身体の状態が悪いからメンタルがやられるのであって、元気なら嫌なことがあっても大丈夫というのは極論ですけれど、身体と心は連動しているので、どちらかだけがおかしいってあまりないんです」

前述したような悩みを抱えて病院に行っても、精神安定剤や睡眠導入剤などを処方されて終わりで完治に至らない。至らないどころか症状はますます悪化するばかりである。問題は不調の〝敵〟を明らかにすること。生活習慣なのか？ 仕事（学校）なのか？ 人間関係なのか？ まずは自分がそうなっている理由を突き止めないといけない。藤原院長は、患者さんが抱えるさまざまなストレスを顕在化させて、患者さん自身に不調が治るイメージを持ってもらうことが治療への第一歩と説く。

重要なのは腸内環境を整えること

一方で、身体の側で大きな原因となるのが腸の働きだという。近年、「脳腸相関」と言って、脳の状態が腸に影響を及ぼし、その逆に腸の状態も脳に影響を及ぼすことが分かってきた。

実際、患者さんの中には腸の不調を抱えている人が多いという。なぜなら、精神状態を安定させる神経伝達物質セロトニンの大半は腸で生成されるからだ。つまり、腸内環境が良くないとセロトニン不足になり、腸内環境を良くすることが自律神経を正常に働かせる鍵なのは間違いない。

「その点で、火を通すと栄養素は壊れますから、生で食べられる物をお勧めしています。それとやはり十分な睡眠、適度な運動は必要ですね」

そう藤原院長は教えてくれた。

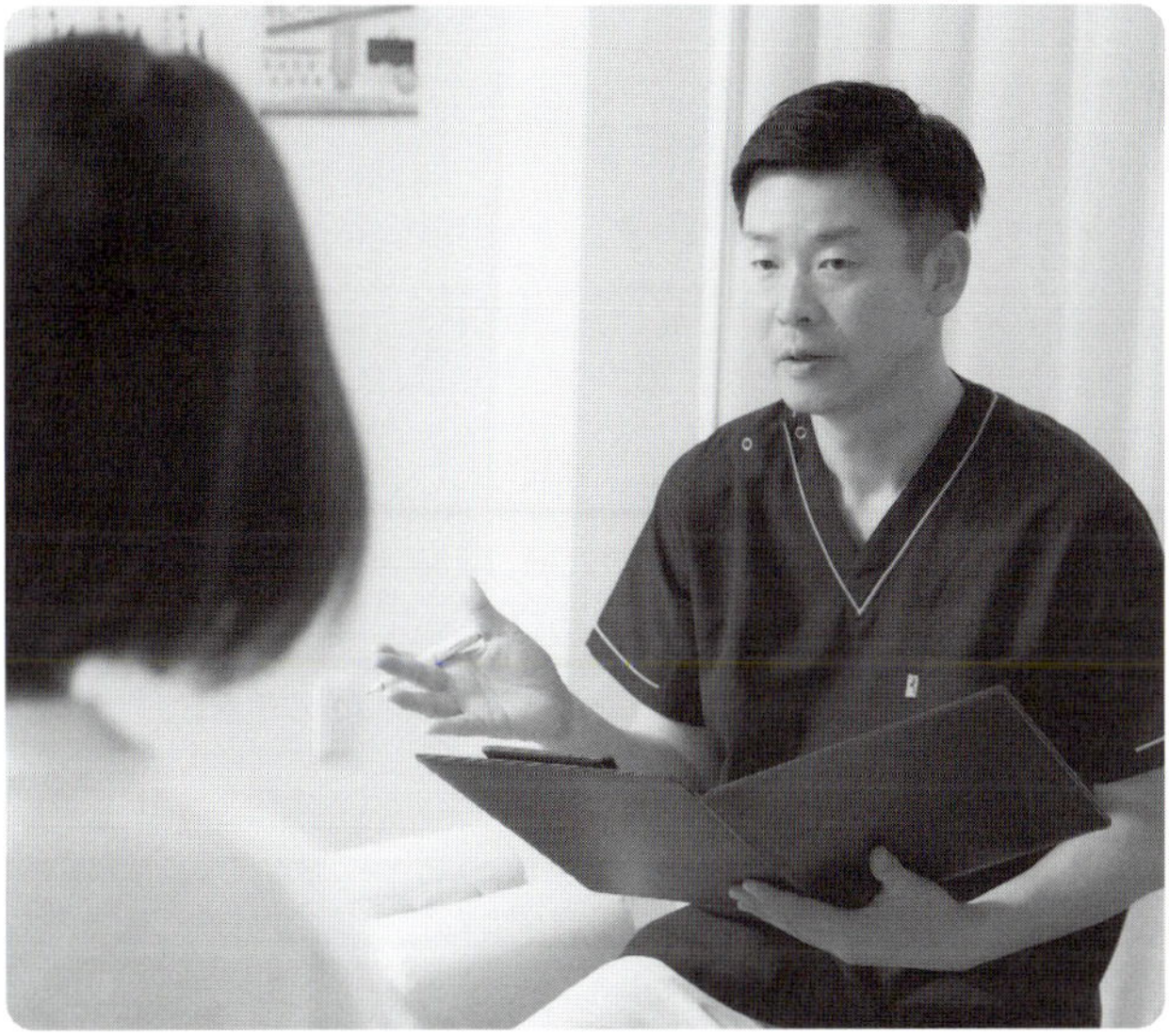

治療の前に患者さんのバックボーンを入念に問診する

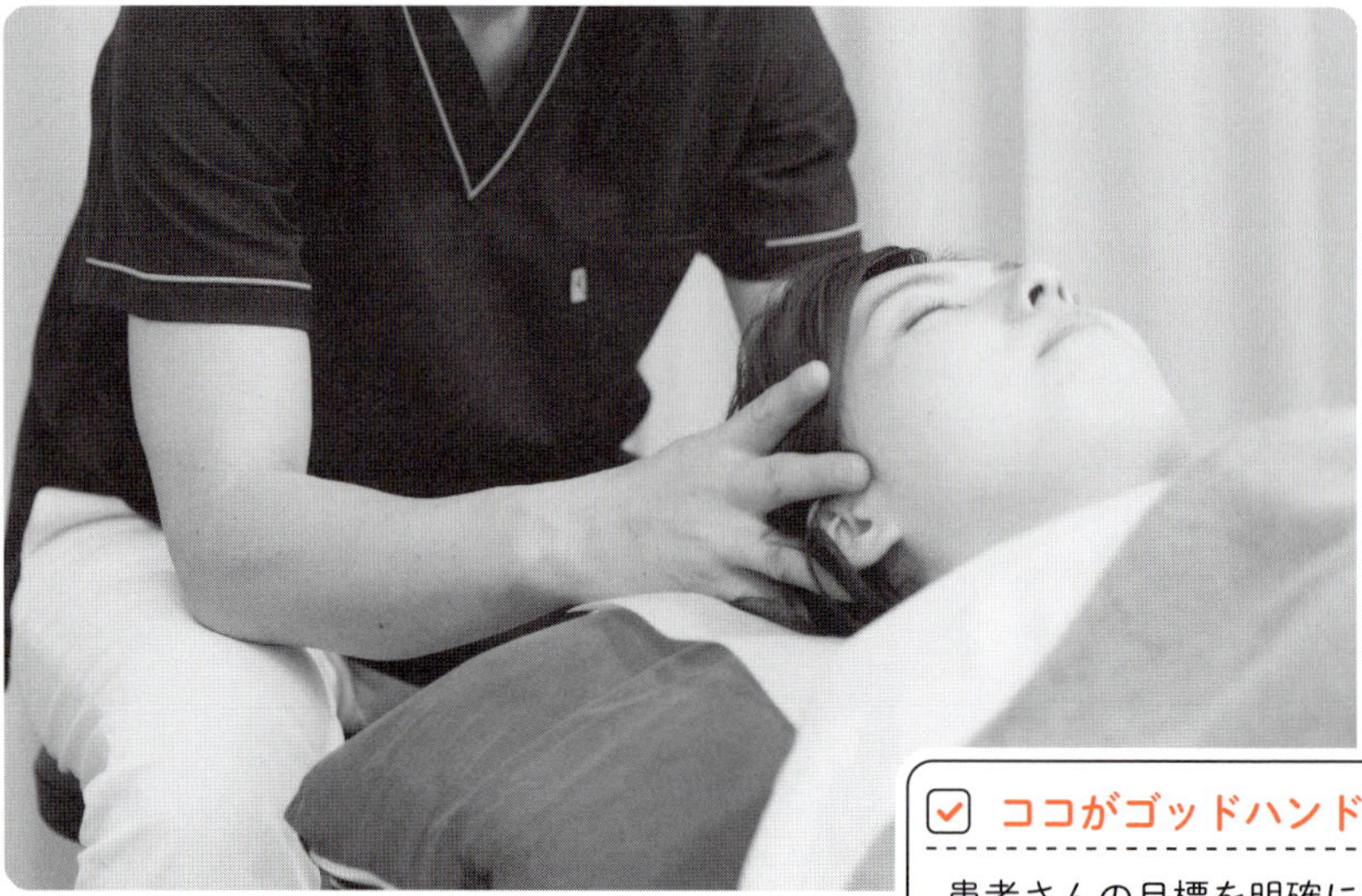

脳脊髄液の流れを良くして身体の働きを正常化する

☑ ココがゴッドハンド

患者さんの目標を明確にして、モチベーションを上げ、回復を早めます！

起立性調節障害や鬱の患者さん

森小路はり灸整骨院には、自律神経系の不調を抱えるたくさんの患者さんがやって来る。中高生から小さな子供を抱えた若い母親、あるいは、30代〜50代の働き盛りの男性も多いという。

自律神経系の不調を治すポイント

患者さんの〝敵〟を明らかにすることが治療の第一歩だが、それだけでなく、患者さんが不調を治して何をしたいかという〝目標〟をはっきりさせてあげることも大事だと藤原院長は説く。

ただ単に不調を治すという直近の目標ではなく、その先にあるもの……「子育てを楽しくしたい」「仕事に打ち込みたい」「旅行に行きたい」「趣味を楽しみたい」など、そこを明らかにして患者さんのモチベーションを上げることが重要なのだ。

カウンセリング（問診）でそれを引き出した後に可動域検査、神経学的検査、そして、身体の反応や筋力、神経が関わってくる検査をする。

治療のポイントは5つあって、①脳脊髄液など体液の循環を正常な状態に促す、②免疫力の向上、③自律神経の安定、④呼吸の改善、⑤重心線の安定だ。カイロプラクティックの技術で身体を楽な位置に保ち、重心線を安定させるために、足首や股関節、骨盤、さらには頭と背骨の調整を行う。

中でも重要なのはポイントの①にある、脳と脊髄の中を流れている脳脊髄液で、首と頭の関節を解放して神経の流れを良くすれば、脳脊髄液も循環するようになる。つまり、血液とリンパ液と脳脊髄液の流れを良くすれば、身体の機能は正常に戻っていくというわけだ。

素直な患者さんほど治りが早いですよ！

〝長い人生を考えて健康でいられる身体作りをしていきましょう〟というのが僕の考えです。僕たちの仕事は患者さんに気づきを与えることで、極論を言えば、〝先生にお任せしていれば治してもらえる〟ではダメなんです。患者さん自身が、これまでやってきた事の中に不調の原因がある事に気づいてもらえると治りは早くなります。そうじゃないと治っても再発して、延々とループするだけです。そういう事がなるべく起こらないように、自分自身を認識してもらうことを最重要視していますから、素直な人ほど治るのが早いようです。素直さって本当に大事なんですよ（笑）。

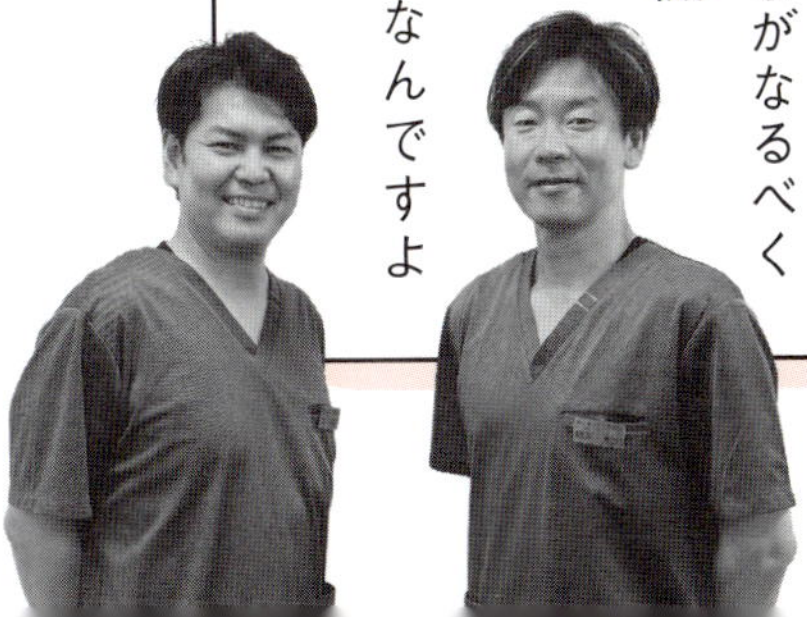

藤原篤史院長（右）と峠宜紀副院長

取材後記

取材の最後、藤原院長はなぜ自律神経系の不調改善に力を入れるようになったか明かしてくれた。母子家庭で育った藤原院長は、26歳の頃、お母さんと二人で住む新しい家を購入した。

ところが、しばらくするとお母さんは元気がなくなって塞ぎ込み、外出も仕事もできなくなったという。いわゆる鬱状態にあるとの診断だった。

ある日、お母さんは藤原院長に告白する。新しい家を買ったがために息子に借金を背負わせてしまったことを深く詫びたそうだ。お母さんはそのことがずっと心の奥に引っかかっていて、本当に申し訳なくて藤原院長の目の前で自殺しようとした事もあったというのだ。もちろん、借金を負担などと考えたこともなかった藤原院長は、お母さんに「気にせんでもいいよ」と答えた。それを聞いたお母さんは昔のように明るさを取り戻したという。

そんなご自身の経験から、心の不調が身体に現れる人の気持ちがよく分かると実感を込めて話す藤原院長。患者さんに寄り添う姿勢の源にはそんな実話がある。

（取材・文／萩原）

ACCESS

森小路はり灸整骨院

▶所在地

〒535-0013
大阪府大阪市旭区森小路
1-14-30
ハイツリバーエッヂ1F

▶電話番号

06-6955-7772

つばき鍼灸整骨院（大阪府大阪市）

松尾潤一院長

〝神経整体〟で白内障など目の異常や認知症も改善

犬や猫などペットのヘルニアや股関節の脱臼にも対応

大阪・西成で8年、地域の方々の痛みをなくす

五島列島生まれで法律専門学校出身
柔道整復師の国家資格を取得して開業

つばき鍼灸整骨院があるのは大阪市南部の西成区。近年、インバウンドで賑わう下町だが、開業する際、長崎の五島列島出身の松尾《まつお》潤一《じゅんいち》院長はそんな事情を知る由もなかった。

五島列島から大阪と言えば、2022年にNHKで放送開始された朝ドラ「舞いあがれ!」と似たような舞台である。

その後、大阪で法律の専門学校を卒業後、アルバイト中のけががきっかけで整体の道を志す。森ノ宮医療専門学校に入学し、柔道整復師の国家資格を取得して働き始める……のだが、院長を務めていた治療院が訳あって閉院の憂き目に遭う。患者さんとスタッフを安心させるために慌てて物件を探したところ、見つかったのが現在地で、開業は2016年12月のことだった。

そこからは順風満帆かと思いきや、向上心にあふれた松尾院長は技術的な壁にぶち当たる。

運命を変えた神経整体との出合い！

「柔道整復師の仕事は外傷を負った方に対しての施術です。正直言って、専門学校は資格を取るための勉強で、保険が適用されないようなさまざまな痛みを治す技術は学んでなかったんです」

そう気づいた日から、松尾院長はさまざまな技術のセミナーに積極的に参加するようになる。その過程で出合ったのが「神経整体」である。

兵庫と大阪でタブチ神経整体院を展開する田渕達也さんが主宰しているもので、現在、日本中で約700人以上が学んでいるという。

「従来の整体は骨格や関節、筋肉にアプローチしますが、神経整体は文字通り神経の流れを良くして不調を解消する点が面白いと思いました（笑）」

それから5年。松尾院長は田渕さんが主宰する「神経整体技術塾」（https://shinkei-seitai.com/）の講師も務めながら、今日も西成で身体の痛みに苦しむたくさんの人々を神経整体で救っている。

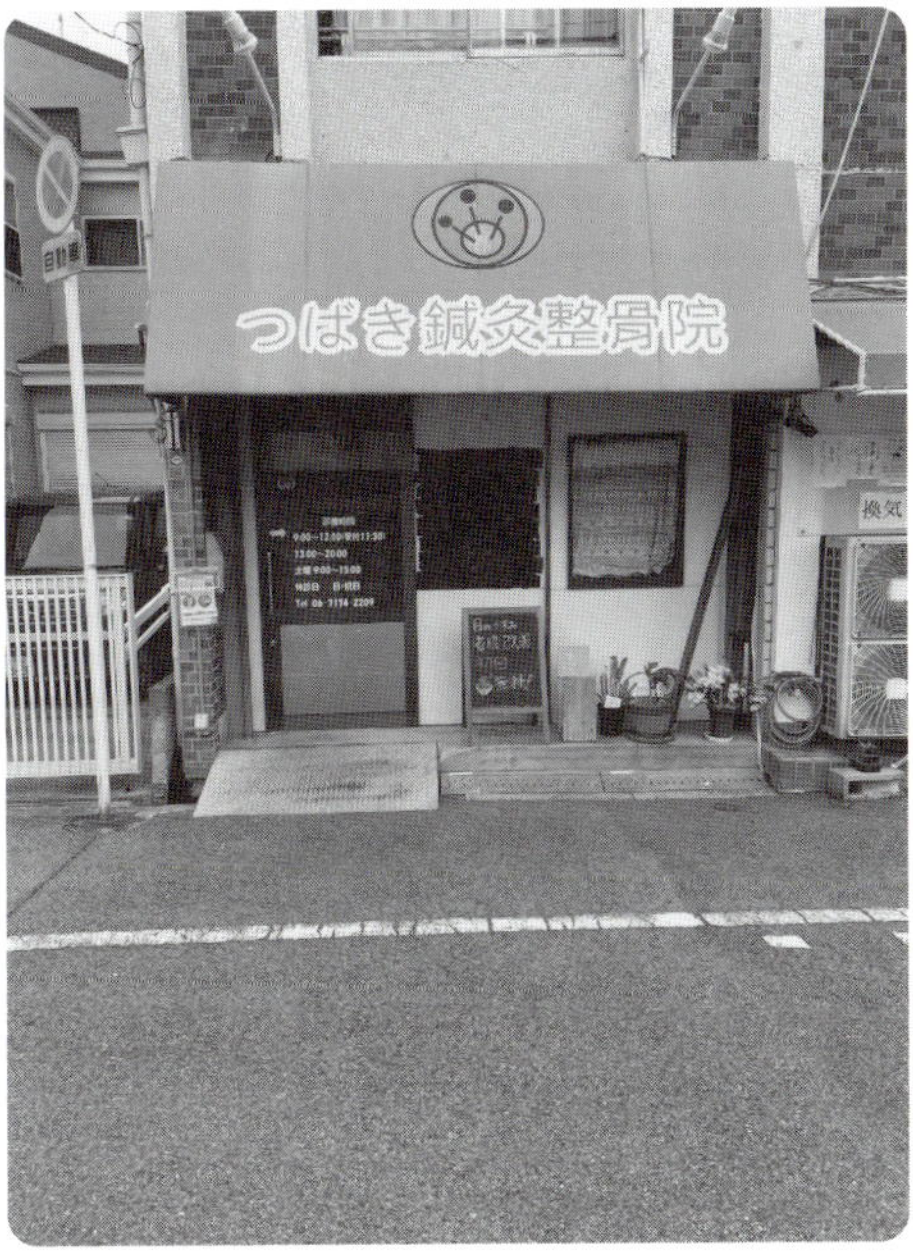

大阪・西成にある赤いテントが目印のつばき鍼灸整骨院

異色の整体師の得意技は神経整体で目を治す

老眼、飛蚊症、白内障の不安も解消

それでは、松尾院長が実践されている神経整体とはどういうものか簡単に説明していきたい。

なぜ身体の骨格がゆがむかというと、その人の姿勢であったり、行動であったり、習慣であったり、骨に「付着」している筋肉が引っ張るからゆがむ。それを脳が記憶しているから、そこからの神経伝達によって、施術をしてもしばらくすると元に戻ってしまう。結局のところ、筋肉の過度な緊張を解かないと問題は解決しないのだが、それが通常の整体では難しい。筋肉の緊張を解くためには、筋肉に誤って緊張しなさいという命令を出している神経の伝達異常を解除しないといけないと松尾院長は訴える。

「骨格や筋肉ではなく、根本にある神経の伝達さえ良くすれば痛みや不調はほぼ解決します。それが真の根本治療であるというのが神経整体です」

ご存知のように、人間の身体は脳から電気信号が神経を伝わっていくことで動いている。身体が思い通りに動かないのなら運動神経に、痛みで悩んでいるのなら感覚神経に、体調不良で悩んでいるのなら自律神経に施術するという仕組みだ。

そこを起点に「感覚と理論とやり方さえ分かっていれば、応用が効くんじゃないか」と考えた松尾院長は、誰も手掛けていない種類の神経整体を試みた。それが、「目」に対する施術である。

頭部と目の周囲に神経整体を施すことで、目の疲れやかすみはもちろん、老眼や飛蚊症《ひぶんしょう》、白内障も改善させることができるというから驚く。いずれも目の神経伝達や脳脊髄液の流れを良くし、ピント調節機能や伝達、脳の認知機能が向上し、目や脳の神経が若返るようなものだ。

犬や猫などペットの脚の不調もOK

それ以上に興味深いのが、犬や猫の膝の脱臼など関節の問題や腰のヘルニアなどにも対応している点だ。松尾院長の愛猫は天に召されたそうだが、ペットの不調に悩む方の依頼も受け付けている。「神経が通っているのは生き物も同じだから、理論は応用できると思ってやってみたらできました」と言って、松尾院長は笑った。

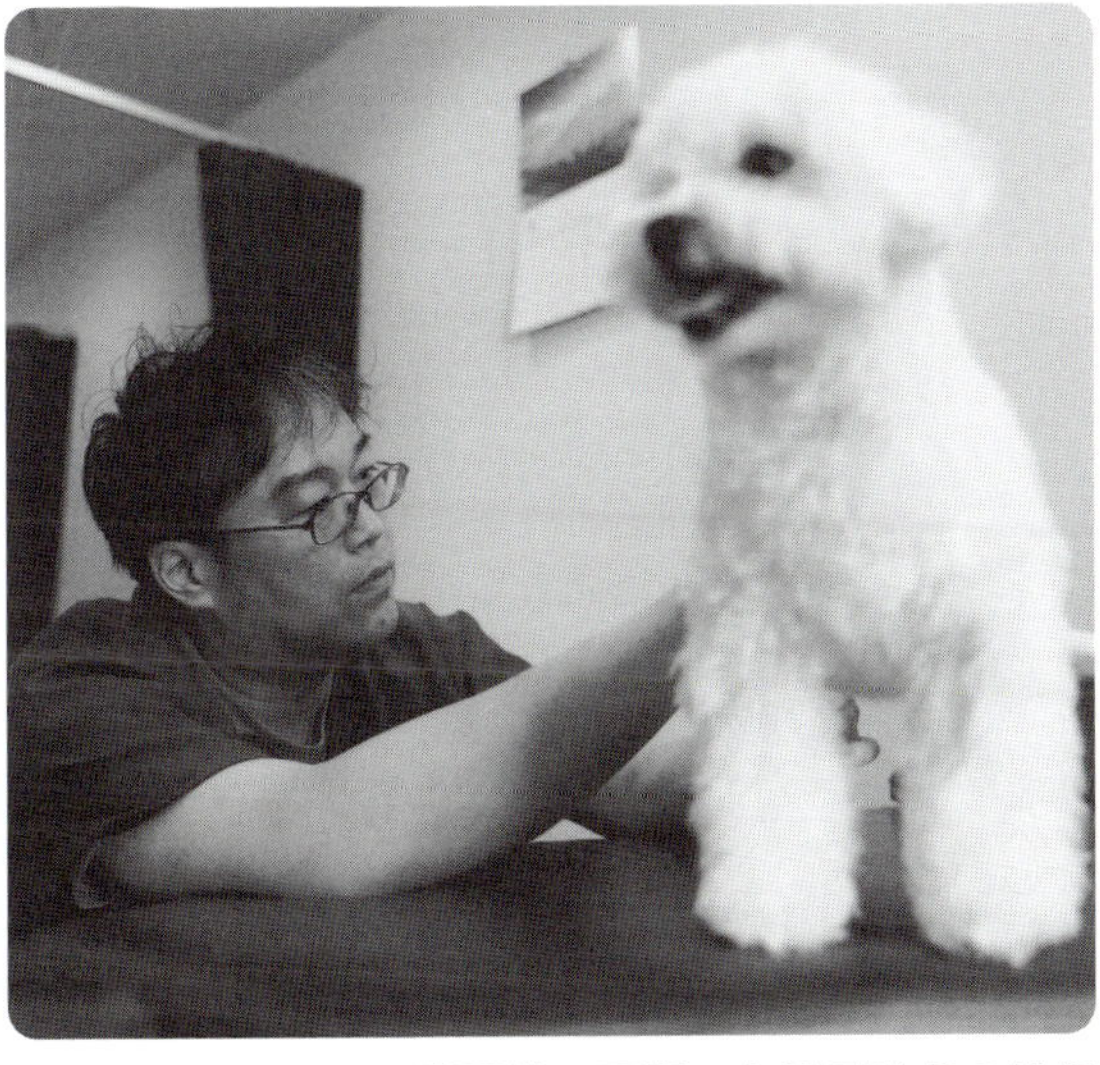

犬や猫などペットの脚関節の不調にも松尾院長の神経整体は有効

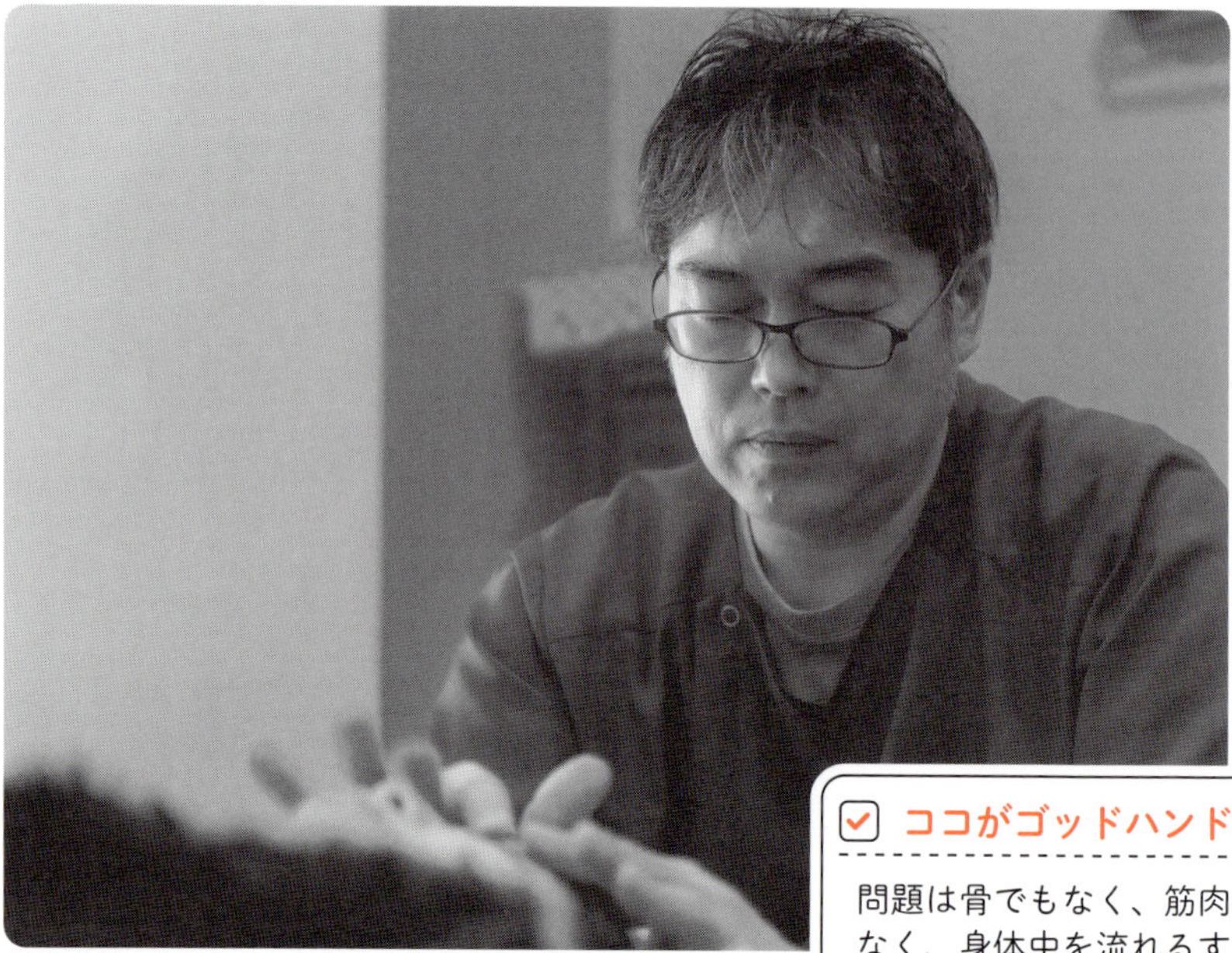

神経整体で目の周囲の神経の流れを整えることで飛蚊症や白内障の治療も

ココがゴッドハンド

問題は骨でもなく、筋肉でもなく、身体中を流れるすべての神経なのです！

飛蚊症、白内障の悩みも解消！

40代、50代になると、老眼はもちろん、視界に黒い斑点が見える現象が起こるようになる。これを飛蚊症と呼んでいる。また、白内障も多くなるが、いずれも病院に行けば手術が必要だと診断される可能性が高い。楽になるとはいえ、メスやレーザー手術となるとやはり心配だ。つばき鍼灸整骨院には、そんな目の悩みを抱えた患者さんもたくさんやって来る。

目の神経や脳周囲の流れを良くする

飛蚊症や老眼など目の不調は「加齢」と切り捨てられることが多いが、一方で全ての方が一定の年齢になると老眼になるわけではない。その原因として脳の認知機能低下によるものもあるからだ。

脳は脊髄液で満たされた頭蓋骨の中にある。その脊髄液の流入と排出量のバランスが崩れると、脳への物理的なストレスが脳自体の機能を低下させる。神経整体は栄養を運ぶ血管や毛様体などの筋肉に情報を伝える「神経伝達」に加えて、見たものを認識する「脳の機能改善」が見込めるため、目の不調にも効果が期待できる。

　神経整体のやり方はシンプルだが奥が深く、それはまるで古武道の極意のよう。松尾院長は患者さんの頭部を後ろから両手で優しく抱えた後、目の周りを優しく触れていく。眼球に軽く触れるようなケースもある。「言葉で説明するのは難しいですけれど、ちゃんと動いていてねと、まずはイメージすることが大事です」と松尾院長は説明する。

認知症の予防・改善にも応用できます

神経整体で脳脊髄液の流れを良くすると、アルツハイマー型認知症の予防・改善にもつながることが最近分かってきました。そもそも認知症は、アミロイドβ《ベータ》と呼ばれるタンパク質と、腸で発生した活性酸素の二つが脳に溜まり過ぎることが大きな原因であると言われています。脳脊髄液が正常に流れることでアミロイドβを脳から排出することができますから神経整体は有効ですし、同時に、神経整体は腸の動きを良くすることもできます。さらに、脳脊髄液が活発に活動するのは睡眠時なのですが、神経整体は睡眠の質を高めることもできますから脳脊髄液にとってもいいんです。

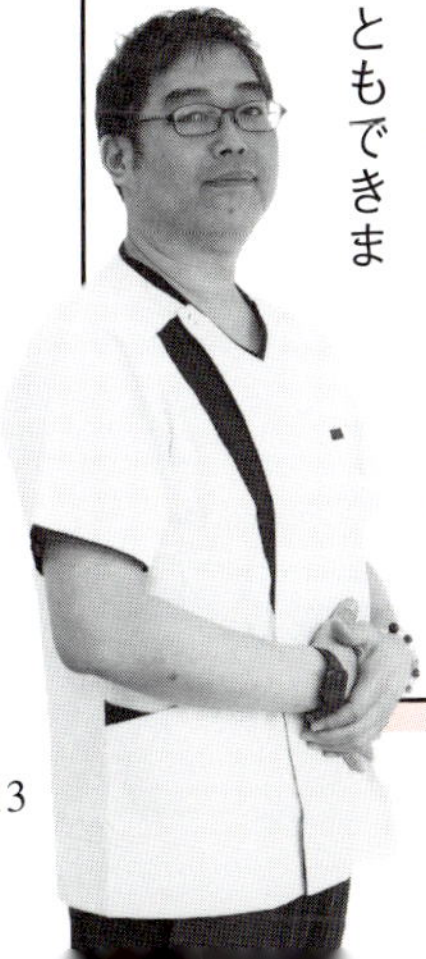

取材後記

神経の流れを良くすることで身体の不調を改善させる……初めて聞くフレーズの連続に、実際に松尾院長の手技を受けてみるまで頭の中は「???」とクエスチョンマークが飛び交っていた。

ところが、数分だけ松尾院長の神経整体を頭と左目に受けたところ、不思議な現象が起きた。左目の視界が右目と比べて分かるほど明るくなったのだ。室内の光の影響かと思ってあちこち眼をやっても、左目の方が右目の視界よりすっきりしたのは明らかだった。しかも、松尾院長の話によると、最近、患者さんの一人で、脳幹の深部に血腫があった少女に神経整体を定期的に施してみたところ、しばらくして血腫が小さくなったというから驚くしかない。実際のMRI写真も見せていただいたが、その変化は明らかだった。

犬や猫などペットの不調から、人間の頭部のように非常に複雑な神経が絡み合う部位まで影響を及ぼすというこの神経整体、今年から兵庫の医科大学との協同研究でエビデンスの実証が進んでいるというから楽しみだ。

（取材・文／萩原）

ACCESS

つばき鍼灸整骨院

▶所在地

〒557-0044
大阪府大阪市西成区玉出中
2-14-9
エキスポマンション1F

▶電話番号

06-7174-2209

経堂夢ぎわ治療院（東京都世田谷区）

矢ケ崎浩平院長

奥の細かな筋膜まで、丁寧にゆるめる筋膜専門院

「筋内膜リリース®×筋内膜整体®」で本来の自分へ

筋膜に特化した施術で身体の深部までケア

〝本質医療®〟をテーマに不調の本質を見極め解決に導く

「本院は筋膜専門の治療院です」と語るのは、経堂夢《きょうどうゆめ》ぎわ治療院の矢ヶ崎浩平《やがさきこうへい》院長。一度は会社員生活を送っていた院長だが、円錐角膜という目の疾患が端緒となり、治療家を志す。修業時代に総合診療系の医療機関に在籍。現在の礎となる筋膜の整体や根本治療の考え方を学ぶ。政界・芸能界・各界の著名人、難治症状の患者さんの施術を多数担当してきた。

矢ヶ崎院長は「体の本質に立ち返り、体が喜ぶ自然な働きかけで、血流の質と量を高め続け、根本的なケアを尽くすこと」を〝本質医療®〟という独自のテーマに掲げて、日々、患者さんと向き合っている。

同院は経堂駅から徒歩1分という利便性の高い立地ということもあり、来院する患者さんは、特に30代～50代の働き盛りの世代が多いが、下は小学生、上は80代の方もいる。また、あらゆる治療や施術を受けたが「何を試しても改善が見られない」という患者さんも多く来院する。

細かな筋膜〝筋内膜《きんないまく》〟へアプローチ

近年、筋膜リリースなど〝筋膜〟という言葉を耳にすることも多くなったが、そもそも〝筋膜〟〝筋内膜〟とは何なのか。矢ヶ崎院長は、

「筋肉は筋膜の集合体でできています。筋肉の繊維を包む〝筋内膜〟、その束を包む〝筋周膜〟、その束が〝筋外膜〟に包まれたものを筋肉と呼んでいます。筋膜リリースというと、筋肉を覆う筋外膜や皮膚側の筋膜を指すことが多いのですが、実際は筋肉の中にも筋膜が存在しているのです」

と説明する。つまり、筋肉は段階的に膜で包まれており、それらの総称が〝筋膜〟というわけだ。そして、同院の施術は筋膜のなかでも一番深部にある細かい〝筋内膜〟までアプローチするのが大きな特徴と言えるだろう。

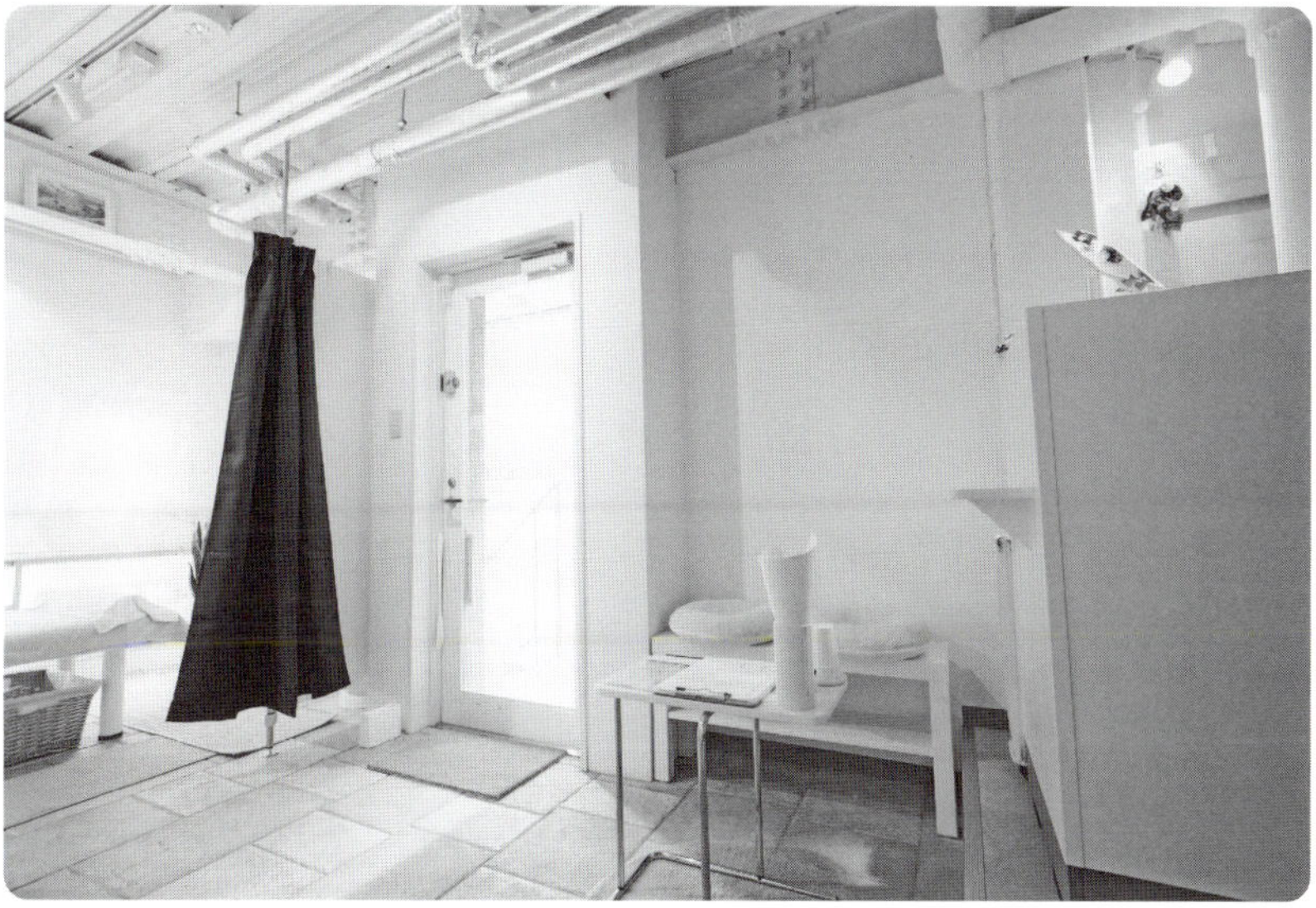

院内は白をベースに清潔感あふれる空間。入口はビルの外階段を上がった２階にある

なぜ筋膜の治療にこだわるのか!?

「第二の骨格」である筋膜の異常はさまざまな不調の原因に

矢ヶ崎院長がアプローチする筋膜とは、筋肉を形作り、骨や内臓を支え、血管・リンパ管・神経を通している膜組織だ。このことから「第二の骨格」とも呼ばれているという。

「筋膜は、血流が悪くなると『縮む・くっつく・固まる』性質があります。血管・リンパ管・神経は筋膜に包まれて通るため、筋膜が硬くなるとさらに血行不良となり悪循環に陥ります。これがあらゆる不調や症状の根本原因と考えています」

と矢ヶ崎院長は筋膜と不調の関係を説明する。

施術により、硬くなった筋膜をゆるめることで血流が改善され、筋肉はやわらかくなり、筋膜に引っ張られていた骨格も正常な位置に正されることになる。

「全身のねじれ・ゆがみ・つまりがとれて、血流のいい本来の状態に戻ると、心身の機能も高まるように私たちの身体はできています」

つまり、筋膜への施術は、人間にもともと備わっている自然治癒力を解剖学的に引き出すことができる方法だということだ。

万人に対応できる筋膜治療

筋膜リリースは痛い、とも言われるが、同院独自の「筋内膜リリース®」「筋内膜整体®」は、強く押されていないのに奥まで届くような、いわゆる痛気持ちいい施術だ。

「筋膜がゆるむときに痛みを感じることがありますが、患者さんとの対話を重視しています。一人ひとりの状態に合わせて、効果と受け心地を両立できるよう力加減は常に微調整しています」

と矢ヶ崎院長。また、主訴の改善はもちろんだが、病気の予防・寛解、健康増進や体質改善のほか、むくみや筋肉の動きがよくなることでアンチエイジング・痩身・美顔など本質的な美容効果も期待できるという。

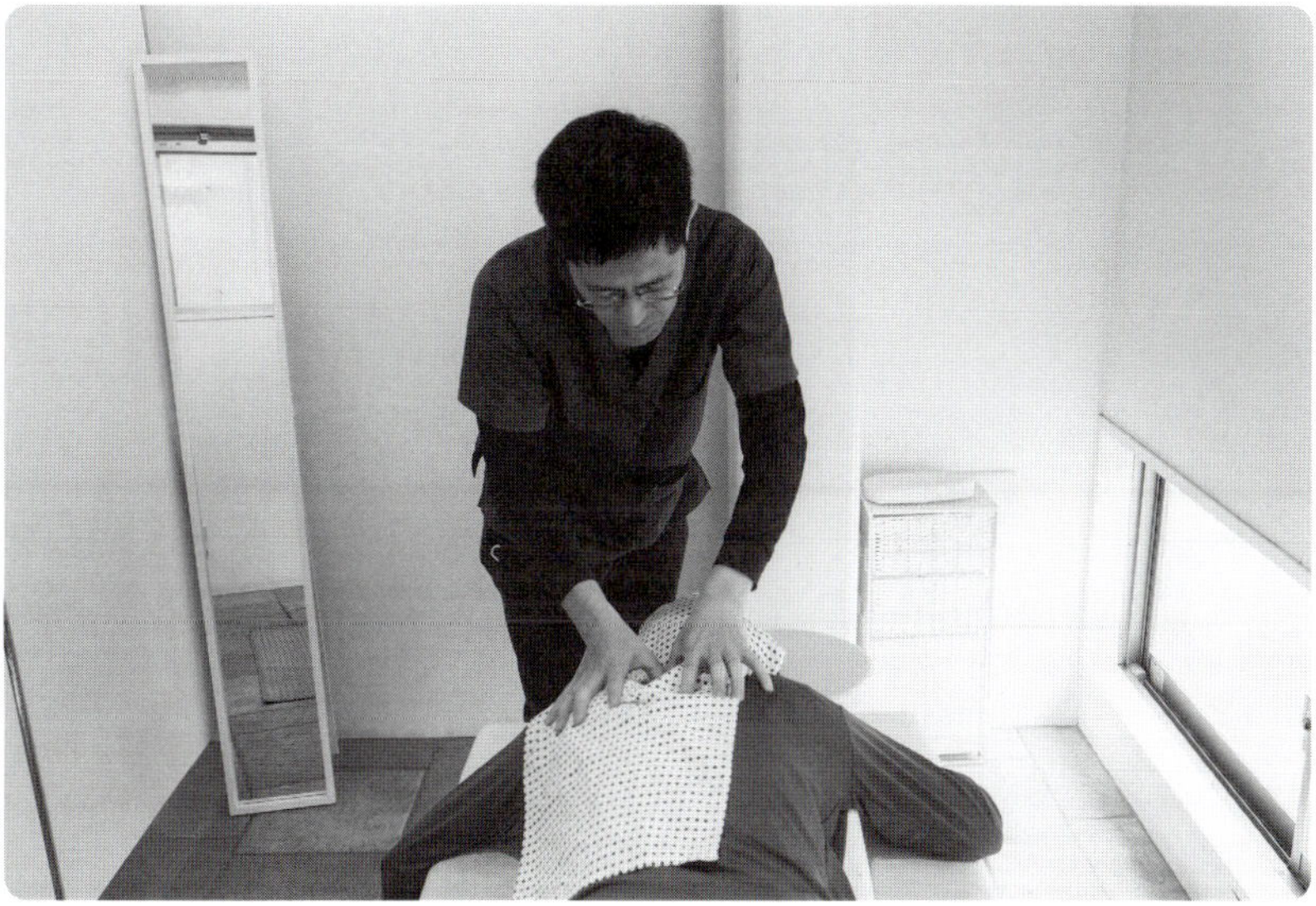

「つらい症状には必ず原因があり、改善できます」と語る経堂夢ぎわ治療院の矢ヶ崎浩平院長

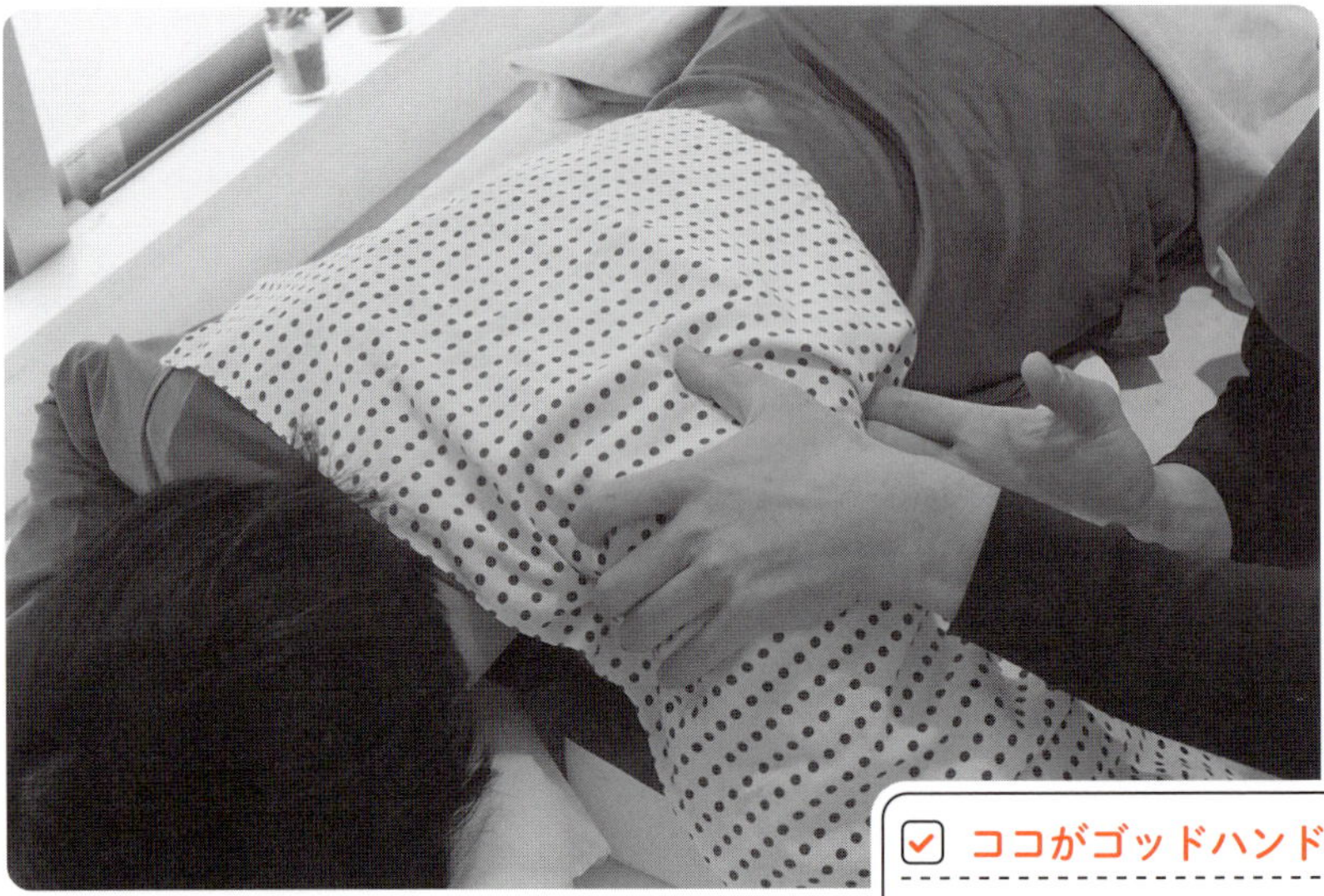

表層から最深部までの筋膜を周辺から一つずつていねいにはがしていく。刺激は痛気持ちいい程度をキープ

ココがゴッドハンド

深く細かな筋内膜にまでアプローチして全身を整えます！

〝巻き骨盤〟を改善して腰痛解消

例えば腰痛。「腰痛のある方の多くが、骨盤の前面の骨が内側に入り込み、〝巻き肩〟ならぬ〝巻き骨盤〟の状態になっています。脚の筋膜が硬く縮むと骨盤を引っ張りゆがませてしまいます。骨盤の状態が腰の筋膜を緊張させ、各種腰痛の原因となります」と矢ヶ崎院長。同院へは、有名な先生や筋膜リリースにも通ったが改善しなかったと訴える患者さんも多い。要因は深さとバランスにあるのではないかという。「身体の深い部分を緩めるためには全体を、全体を緩めるためには部分部分を緩める必要があり、私も毎日鍛錬です。深い層でバランスを整えることが重要だと考えます」

身体の深部まで本来の状態に戻すということだ。順序よく丁寧に、無理なく行うことが基本となる。

筋膜治療で血液やリンパの流れを改善

筋膜の萎縮・癒着・固着の改善で、血管・リンパ管・神経すべての流れが格段によくなる。「水道のホースと同じで管が潰れたり捻れたりすると通りが悪くなります。筋内膜リリース®はそれらを包む筋膜の異変を正して通りをよくすること、筋内膜整体®は緩んだ筋膜で筋肉の質や骨の位置を元に戻すこと」を目的にしているという。

筋膜での骨盤矯正で〝巻き骨盤〟が改善すると、腰痛や姿勢の改善に加え、内臓への血流量が増え、内臓疾患が改善する症例もある。「血行が悪いところは病巣ができやすく、血行の改善は治癒力・免疫力を高めます。薬が必要な方でも、血行をよくすることで薬が効きやすくなり、減薬・断薬にもつながることを知ってもらえたらと思います」

血流が戻れば、心身ともに元気になれます!

「異常なし・原因不明」と言われても、不調の原因は明確に身体に表れています。逆に診断名がついたとしても、ケアできれば必ず改善されます。治してくれるのはいつも血液。元々持っている血液の力を最大限に活かすことが、身体にとって親切で効果的であると私は考えています。「周囲からわかりづらい悩み・本人にしかわからないつらさ」は、20代に眼の疾患に悩まされた私自身の経験であり、治療家への出発点でした。だからこそ、患者さんの気持ちに寄り添い、解決への道筋を示せるケアを、今後も続けていきたいですね。

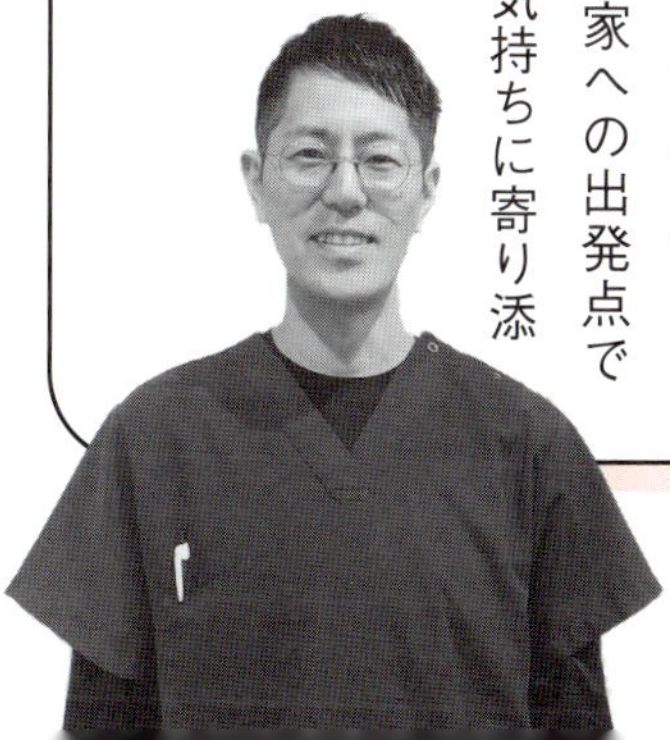

取材後記

「こんなに丁寧に施術してもらったことない」「治療と癒しを同時に体感できる新しい整体」などと患者さんの声が寄せられる。最近では「焼き魚になって骨から身を剥がされてほぐされる感じ」「骨の隙間を風がヒューヒュー通り抜けるように軽くなった」と個性的な感想もあったという。

この他にも喜びの声を聞くたびに、一人ひとりの患者さんに救われ、支えられていることを実感すると感謝の気持ちを素直に語る院長。そして、「長年苦しんできた患者さんに『求めていた施術にやっと出会えた』と感謝してもらえることは治療家冥利・人間冥利に尽きる」とありがたそうに話す姿が印象的だった。

とても穏やかで温厚な語り口の院長だが、「コンディションがよく自分らしく生きられる人が増えれば、そのコミュニティは和やかな空気になり、その広まりは世の中の平和につながる。どんな病や悩みでも気分よく克服できる社会を実現するために『本質医療協会』を起ち上げました」と言う。そんな壮大で熱い情熱を秘めた治療家だった。

本質医療協会の今後の活動にも注目したい。

（取材・文／松岡）

ACCESS

経堂夢ぎわ治療院

▶所在地

〒156-0051
東京都世田谷区宮坂3-12-20オリーブビル2F

▶電話番号

03-6413-9313

鍼治療幸（神奈川県横浜市）

横田浩一院長

薬頼みの生活から脱却して健康を取り戻す！
遠隔治療で気を送って自己回復力をアップ

薬頼みの生活では痛みは改善されません！

病院で原因不明と突き放された患者さんも秘蔵のフォルダで原因を究明して施術する

相鉄線に乗って横浜駅からわずか2駅、西横浜の藤棚商店街の一角に「鍼《はり》治《ち》療《りょう》幸《さち》」はある。

ここには長きにわたって病院や他の治療院で治療を受けながらも、身体や心の痛みが消えないつらい悩みを抱えた患者さんがやって来る。そういう意味では切羽詰まった患者さんにとって〝最後の砦〟とも言える場所と言っても間違いない。

横《よこ》田《た》浩一《こういち》院長は治療法として鍼灸をベースにしているものの、ユニークなのは痛みの原因究明法だ。患者さんは、検査用の椅子に両手を横に置いてリラックスした姿勢で座る。横田院長は2メートルほど離れたところに立ち、気を使って患者さんの全身２３０カ所以上のポイントを調べる。

続いて、骨や筋肉、臓器の写真や、がん細胞などの写真や、１００種類以上の細菌、インフルエンザや新型コロナなどウイルスの写真が収められた分厚いフォルダを使って、一つひとつのイメージを気で患者さんの身体に送ると、異常がある場合は横田院長がそれを感じ取れるという。

「全ての病気には固有のエネルギーがあるので、それを患者さんに当ててみるわけです。敵（原因）が分かると、患者さん自身の身体が持っている免疫機能が活性化されて敵を潰していきます」

薬の飲み過ぎは健康を阻害します！

また、薬剤は百害あって一利なしとまでは言わないまでも、薬を飲むことで自己免疫能力が下がって健康を阻害していると指摘する横田院長。

「1日に薬を何種類も、それも何年も何十年も続けている人は自分から病気を増やしているようなものです」と強く訴える。

治療は1回で効果が出る人もいれば、数カ月かかる人もいる。しかし、患者さんはみな、薬を卒業すると同時に健康を手に入れているという。

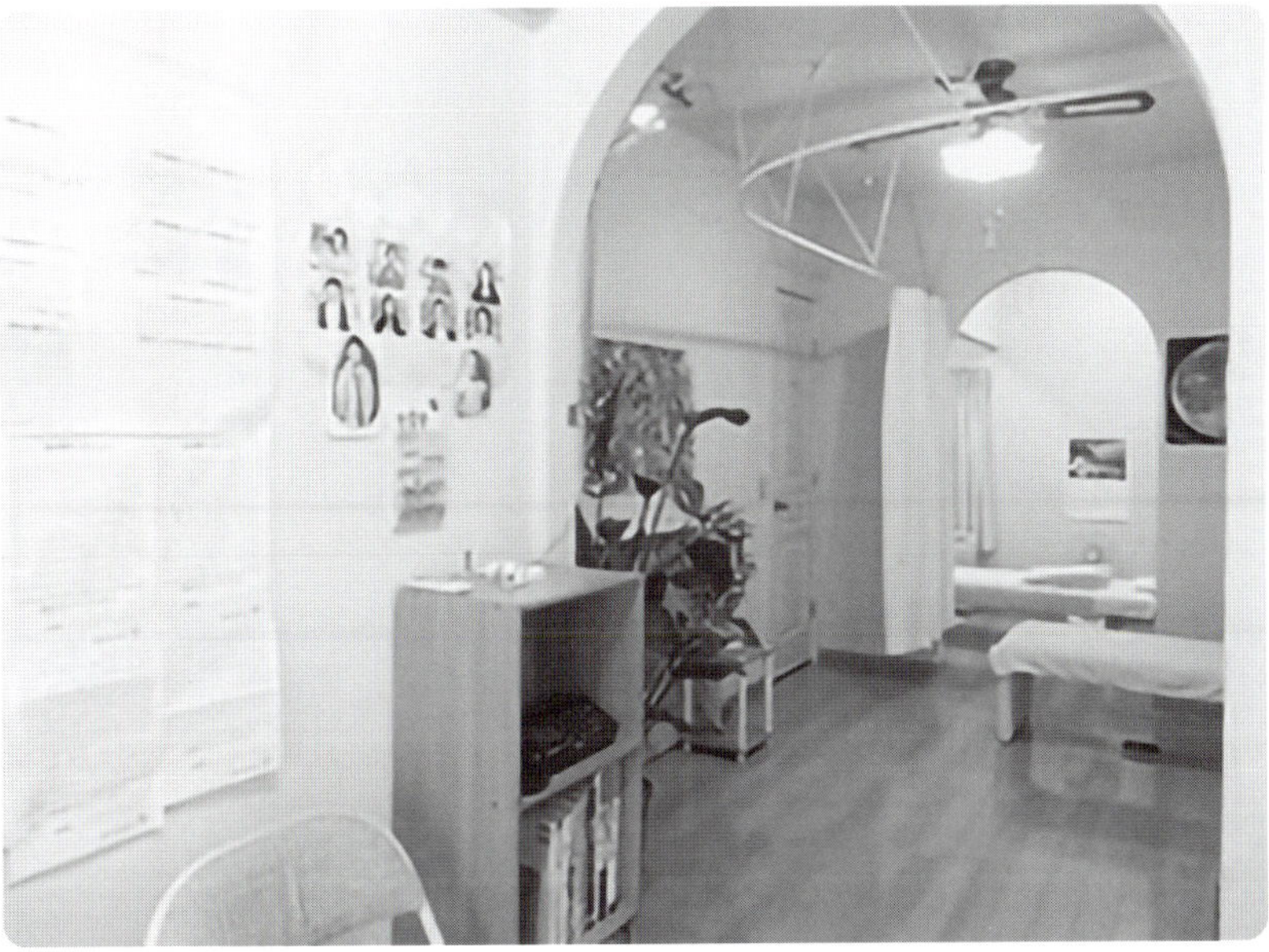

こぢんまりとして落ち着いた雰囲気の部屋で治療が行われる

遠く離れた患者さんには気を送って治療する！

2600年以上前の中国秘術を現代に

鍼治療幸を訪れた患者さんは前述したような検査が行われ、検査結果を説明された後に施術用のベッドに移り、横田院長が〝反応点〟と呼ぶ後頭部の適切な3カ所のうちの2カ所に小さな鍼を深さ1ミリ程度で2、3分程度刺すという。

多くの患者さんは週に1回程度のこうした治療を、数回から数カ月続けることで全快するというが、横田院長がユニークなのはそこではない。

鍼が苦手だったり、コロナ禍以降、感染症が気になったりする方には「気の鍼」を刺すという。

それは紀元前600年頃の古代中国に存在した扁鵲《へんじゃく》という漢方医の治療法であるという。扁鵲は気の力で患者さんの身体を診断して、骨や筋肉、内臓、脳、神経、血管などの異常はもちろん、肩こり、しびれ、冷え症などを詳細に検査し、触れずとも治療することを可能にしたという。

「気の鍼も実際に鍼を刺すのと同じ効果が得られます。要するに、鍼は気を伝える単なる道具で、刺しても刺さなくても気を送ることに変わりはありませんからね」と横田院長は語る。

その遥か延長線上に、横田院長の秘伝とも言える、遠隔治療がある。患者さんと対面していなくても、どんなに遠くても治療は可能だという。

「この治療法は自分自身の感覚が鋭くないと相手の気を感じ取りにくいのですが、私も結構鈍かったので、体得するまで5年くらいかかりました」

秘伝の「気の鍼」で遠隔治療も可能！

「先日も、青森に住む70代の女性から手紙をいただいて、遠隔で治療しました。その方は長いこと左の歯茎と頬に痛みを感じていたのですが、気の鍼を使い2カ月ほどで完治しました」

遠隔治療の場合、手紙やメールで患者さんご自身の写真を送ってもらい、横田院長は患者さんをイメージしてフォルダを検索し、原因を究明する。そして、判明した原因を一つずつ潰していく。ウイルスや薬の影響を解消していくのだ。

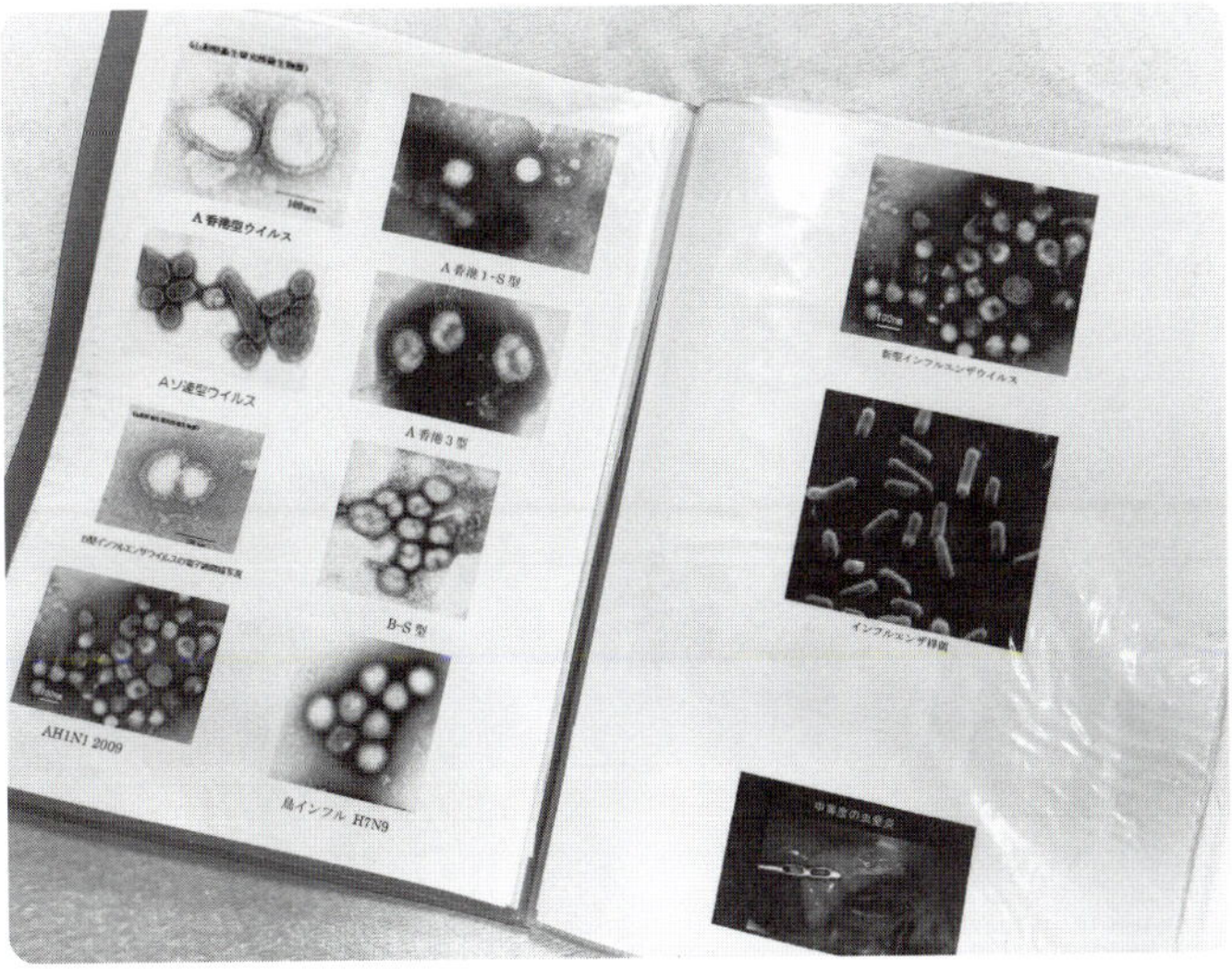

秘蔵のフォルダにはウイルスやガン細胞、疾患の写真がストックされている

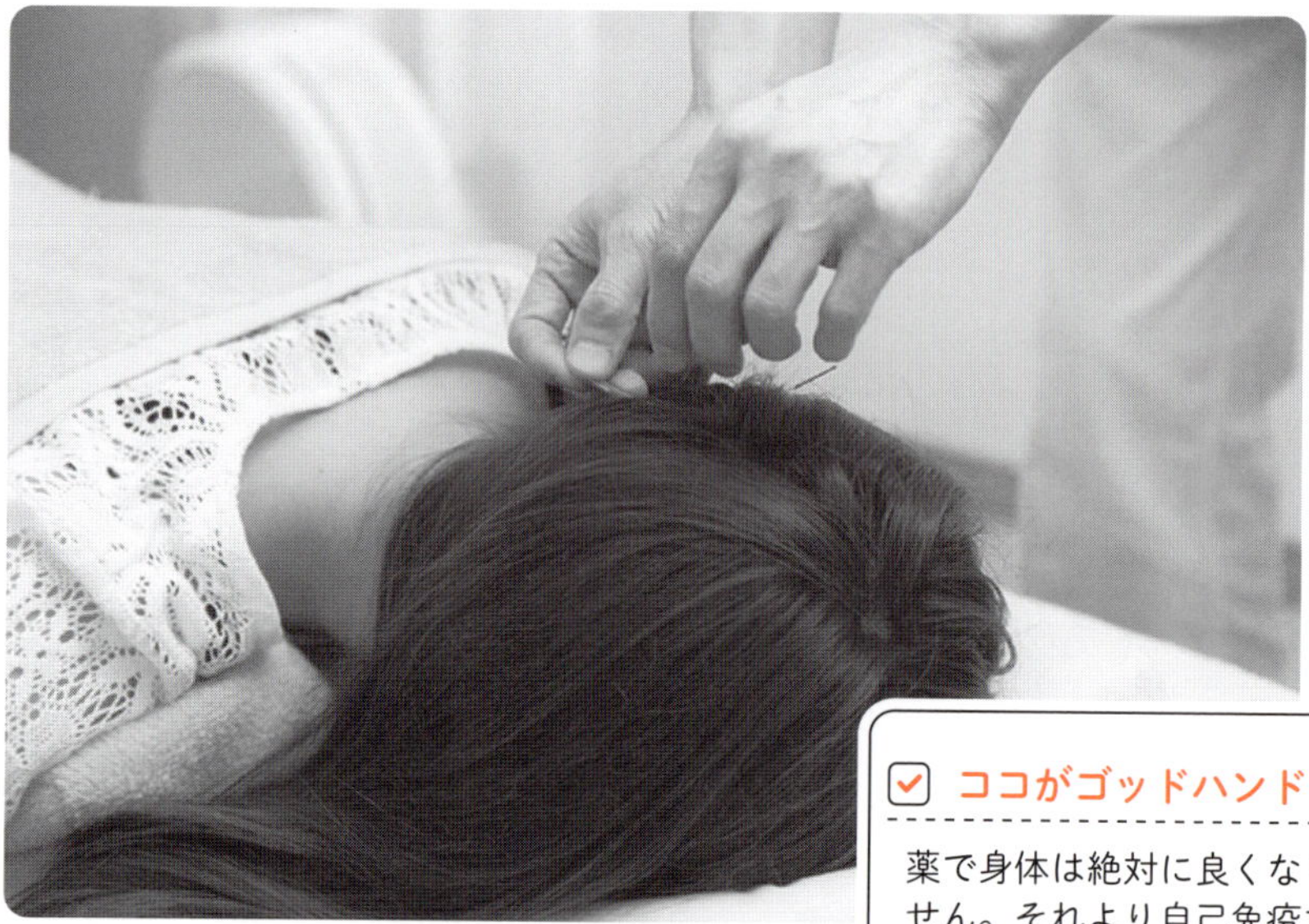

鍼が気にならない患者さんには横田院長独自の理論で必要な箇所に鍼を打つ

ココがゴッドハンド

薬で身体は絶対に良くなりません。それより自己免疫力を高めましょう！

何十年も続く薬漬けが不調の原因

訪問介護の仕事をしている30代後半の女性。幼少時は家庭に問題を抱えて精神的に不安定になり、摂食障害や過食症、発達障害、一時はアルコール依存症……などに苦しんでいた。薬も常時8種類ほど服用しており、子供のためにも何とかしたいと横田院長を訪ねてきた。

薬の悪影響を除外すれば健康に！

横田院長の場合、どんな患者さんがやって来ても、やることは変わらない。鍼治療の一方で、フォルダを検索して患者さんの身体に悪影響を与えている細菌などを突き止め、潰していく。

同時に、患者さんがこれまでどんな薬を服用してきたかを聞いて、その薬を詳しく分析する。薬剤メーカーのホームページを見て、該当する薬に配合されている成分の効能と副作用を調べていく。すると、たいていの薬は極めて微量だが身体に悪影響を与える成分が配合され、その結果、本来備わっている自己免疫力を弱めているという。

「たとえば血圧降下剤だって、血圧を下げると血液の流れが悪くなるから脳に血液がいかなくなります。精神安定剤もそう。どんな薬でも、たとえ少量でも長年服用していれば身体に良いわけないんですよ。大事な点は、薬を飲むのをやめて自己免疫力を回復させることなんです」

そう横田院長は断言する。

彼女の場合、症状が複雑かつ薬を飲んでいた期間が長かったために治るまでには時間がかかったが、薬に頼ることのない生活を送ることができるようになったという。

薬を飲んでいれば安心はかえって危険です！

ほとんどの人が薬の危険性というものを認識されていません。特に日本人は西洋医学信奉が根付いていて、お医者さんにもらった薬を飲まないと治らないと盲信しています。特にお年寄りは、毎週の日課のように病院に行って薬をもらってきて、当たり前のように何種類も薬を飲んでいます。でも、盲信する根拠なんて実はないんです。妊娠している女性の場合、生まれてくる子供に悪影響がないとは言い切れません。薬は飲み続けていれば大丈夫って思われるかもしれないですけど、薬を飲んで大丈夫ではなくて、薬を飲まなくても大丈夫な日常を目指しましょう。

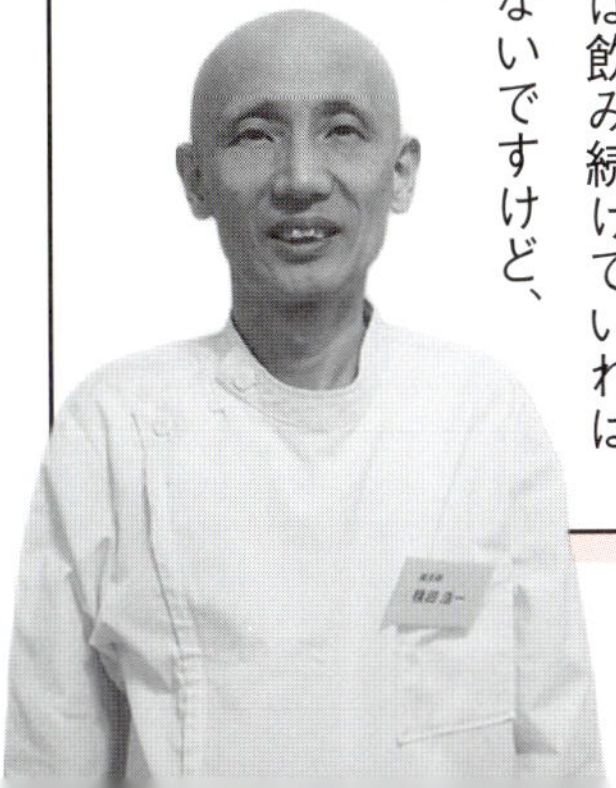

取材後記

中国4000年の歴史が垣間見えるような患者さんに触れずに治す技を磨き、藤棚商店街で患者さんの痛みを解消してきた。そんな横田院長だが、還暦を過ぎて後継者問題にぶち当たる。2人のお子さんは違う道に進み、院の将来のことで悩んでいた。閉めるのはいいが、頼りにしてくれている患者さんたちを放り出すわけにはいかない。

一方で、前ページで紹介した患者さんが、鍼灸師の道に進みたいと専門学校に通い始めた。小さな子供のためにも国家資格を取って人生をやり直したいという彼女に、横田院長は院を継いでくれないかと声をかけてみたところ、幸い家も近いことから彼女は快く了承してくれたという。

ただ、気になるのは極意の伝承である。気の鍼をどう教えるのか興味は尽きないが、「私がその感覚を一瞬で会得できた人間だったら第三者にどう教えるか困るでしょうが、もともと私も鈍い方で、苦労して習得しましたからうまく教えられると思いますよ」と、横田院長は笑顔を見せた。

（取材・文／萩原）

ACCESS

鍼治療幸

▶所在地

〒220-0051
神奈川県横浜市西区中央
2-12-8

▶電話番号

045-567-5121

著者プロフィール

文芸社特別取材班

萩原 忠久（はぎわら ただひさ）／ライター。栃木県出身。法政大学卒業。経済専門誌出版社などを経て独立。ビジネス、医療から自叙伝まで幅広く執筆。

松岡 理恵（まつおか りえ）／ライター兼編集者。編集制作プロダクション、出版社などを経て独立。一般誌、書籍、ならびに広告タイアップなどの編集・取材・原稿作成を担当。

解決困難な身体の不調に応える
ゴッドハンド治療家15選

2025年1月15日　初版第1刷発行

著　者　文芸社特別取材班
発行者　瓜谷 綱延
発行所　株式会社文芸社
〒160-0022　東京都新宿区新宿1－10－1
電話　03-5369-3060（代表）
03-5369-2299（販売）

印刷所　TOPPANクロレ株式会社

ISBN978-4-286-25972-7